TRAITÉ PRATIQUE

DES MALADIES DES YEUX.

Marseille. — Typographie V⁰ Marius OLIVE, rue Paradis, 68.

TRAITÉ MÉDICAL

PRATIQUE

DES

MALADIES DES YEUX

CONTENANT

l'Exposition des affections des Organes de la Vue et les formules médicinales
applicables à leur traitement,

PAR

LE Dr ÉMILE MARTIN

Médecin-Oculiste des Dispensaires du Bureau de Bienfaisance de Marseille,
Ancien Interne des Hôpitaux de Lyon, etc., etc.

Avec 17 figures explicatives intercalées dans le texte
et 10 dessins coloriés, réunis en deux planches,
représentant les principales altérations appréciables à l'ophthalmoscope.

PARIS

J.-B. BAILLIÈRE ET FILS

LIBRAIRES DE L'ACADÉMIE IMPÉRIALE DE MÉDECINE
rue Hautefeuille, 19.

1863

A MON BEAU-PÈRE

LE Dr P. DOR,

Officier d'Académie,

Médecin du Lycée de Marseille, Médecin-Inspecteur des Eaux des Camoins,

Membre de la Société Impériale de Médecine de Marseille, de Dijon, etc., etc.,

Membre correspondant de la Société Médico-Physique de Florence,

etc., etc., etc.

En inscrivant votre nom en tête de cette page, je suis heureux de pouvoir vous donner un témoignage public de mon affection, de mon attachement profond et de ma reconnaissance sans bornes.

Dr EMILE MARTIN.

PRÉFACE.

—

Notre Traité des Maladies des Yeux est un livre essentiellement médical destiné à la fois aux élèves et aux médecins.

Nous nous sommes d'abord efforcé d'y exposer d'une manière claire et succincte les affections variées dont les organes de la vue sont si fréquemment le siège; le traitement médical de ces affections a été ensuite de notre part l'objet de soins spéciaux et de recherches minutieuses dans les travaux de nos devanciers. On y trouvera reproduit avec ordre des formules médicinales nombreuses, des méthodes thérapeutiques et hygiéniques diverses, tout, en un mot, ce qui peut être appliqué avec avantage à la guérison de chaque maladie.

Quant au traitement chirurgical, si habilement et si complètement exposé dans les grands Traités de nos maîtres, nous l'avons omis volontairement, car la chirurgie oculaire tendant de plus en plus a devenir l'attribut des spécialistes, la majorité de nos lecteurs n'auraient eu que faire d'une pâle exposition de procédés opératoires si peu nécessaires aux besoins de leur pratique journalière.

Nous avons divisé cet ouvrage en trois parties :

Dans la première, nous faisons l'exposition anatomique et physiologique des organes de la vision ;

Dans la seconde, nous étudions les maladies des organes accessoires (sourcils, paupières, appareil lacrymal, muscles et nerfs);

Dans la troisième, nous nous occupons des affections du globe oculaire proprement dit. Les ophthalmies, la cataracte, les lésions de la choroïde et de la rétine appréciables à l'ophthalmoscope, la presbytie, la myopie, etc., le glaucôme, l'amaurose, etc., y sont l'objet de développements importants.

Enfin, pour ajouter à l'attrait de notre travail, nous avons cru nécessaire de l'enrichir de figures noires explicatives intercalées dans le texte et de dessins coloriés, les uns empruntés aux auteurs les plus modernes, les autres fidèlement copiés sur nature, représentant les principales altérations des membranes profondes de l'œil.

Nous désirons que malgré les imperfections et les lacunes qu'on pourra nous reprocher et que nous confessons d'avance nous-même, notre Traité trouve bon accueil auprès de nos collègues et qu'il devienne un guide thérapeutique spécial, utile à la fois aux médecins des villes et aux praticiens des campagnes.

Dr E. MARTIN.

Marseille, rue d'Arcole, 3.

TRAITÉ PRATIQUE

DES

MALADIES DES YEUX.

PREMIÈRE PARTIE.

—

ANATOMIE ET PHYSIOLOGIE.

Les organes de la vue, organes inimitables à l'aide desquels il nous est donné d'apprécier la couleur, la distance, le volume des corps au milieu desquels nous vivons, sont environnés d'organes secondaires destinés par la nature à les mouvoir, à les défendre et à faciliter le libre exercice de leurs importantes fonctions. Ces appareils de protection et de mouvement, sont connus sous le nom d'*Annexes de l'œil* ; ce sont les orbites les sourcils et les paupières, l'appareil lacrymal, l'appareil moteur. Leur description sera l'objet de notre premier chapitre ; dans le second, nous étudierons le globe oculaire lui-même, sous le nom d'organe visuel proprement dit.

CHAPITRE PREMIER.

Des Annexes de l'Œil.

ORBITES OU CAVITÉS ORBITAIRES.

Les *orbites* sont deux cavités de forme pyramidale quadrangulaire, situées de chaque côté du nez entre le crâne et la face. Leurs parois osseuses emboîtent les globes oculaires de telle sorte qu'ils ne sont accessibles au contact des corps extérieurs que par leur face antérieure. Leurs parois supérieures sont les plus minces et leurs sommets donnent passage aux nerfs optiques, cordons blanchâtres spécialement destinés à transmettre au cerveau les impressions produites sur nos yeux par les objets qui nous entourent.

DES SOURCILS.

Les *sourcils* sont des appendices curvilignes, proéminents, immédiatement placés au-dessus des orbites et constitués essentiellement par une peau épaisse ornée de poils raides et durs, plus ou moins nombreux et foncés, suivant les races et les tempéramments, et doublée d'un tissu graisseux sous lequel se rencontrent des fibres rouges charnues qui forment un muscle appelé *muscle sourcilier*. Ce muscle sert puissamment à donner de l'expression à la physionomie et à peindre les passions violentes de l'âme. C'est lui qui fronce le sourcil.

Les poils ombragent les paupières et concourent à garantir les yeux des corpuscules variés qui pourraient nuire à leurs fonctions. Ils ont aussi pour usage de détourner vers le côté de la face les goutelettes de sueur qui ruisselent du front ; enfin, par leur teinte plus ou moins foncée, ils absorbent les rayons lumineux les plus énergiques et préservent ainsi le globe de l'œil de l'action trop vive de la lumière.

DES PAUPIÈRES.

Les *paupières* sont des voiles mobiles tendus au-devant du globe de l'œil. Elles sont au nombre de deux pour chaque œil et ont été désignées par les noms de paupière supérieure et de paupière inférieure. La première est la plus vaste, et la plus étendue. Elles sont toutes deux formées : 1° par une couche mince de peau fine et délicate ; 2° au-dessous de la peau, par un tissu cellulaire à mailles très lâches ; 3° par un plan musculaire appelé muscle orbiculaire, qui préside au rapprochement des deux voiles ; 4° au-dessous encore, par une petite lame d'une substance analogue au parchemin et appelée fibro-cartilage tarse. Cette petite lame de tissu fibro-cartilagineux qui s'étend d'une commissure à l'autre, dans l'épaisseur du bord de la paupière, est renforcée par des fibres musculaires destinées à produire l'élévation de la paupière; elle à pour fonction de maintenir la paupière étendue transversalement et de favoriser son glissement sur le globe de l'œil; 5° enfin, à la face interne par une membrane muqueuse, d'un rouge tendre, appelée *conjonctive palpébrale*. Nous verrons plus loin que cette membrane, ainsi nommée parce qu'elle unit les paupières au globe de l'œil, s'étend sur celui-ci en le tapissant et en s'y modifiant dans sa structure. Ses maladies jouent un rôle très-important dans la Pathologie oculaire.

Les paupières présentent chacune deux bords. L'un se continue avec la peau, l'autre est libre et taillé obliquement de dehors en dedans. Chaque bord libre est limité par deux lèvres, l'une antérieure, garnie de poils longs et déliés, appelés *cils* (1); l'autre postérieure, en rapport immédiat avec la surface du globe de l'œil et munie d'une rangée de petits pores qui sont les orifices de petites glandules en forme de grappes, appelées *glandes de Meibomius*. Ces glandes, placées dans l'épaisseur des cartilages tarses, sont au nombre de 30 à 40 à la paupière supérieure et de 20 à 30 à l'inférieure. Elles secrètent un liquide visqueux et demi transparent qui, s'ajoutant à la secrétion onctueuse et jaunâtre d'autres glandules, les *glandes ciliaires*, placées à la naissance des cils, forme la *chassie*. Nous aurons occasion de montrer dans cet ouvrage que ces petites glandes sont fréquemment le siège d'affections très-difficiles à déraciner.

(1) Le nombre des cils est de 104 à 150 à la paupière supérieure, de 50 à 75 à l'inférieure.

Les paupières et les cils qui les garnissent sont chargés d'ombrager le globe de l'œil pendant le sommeil, de le garantir du contact des objets qui viennent du dehors et d'étaler à sa surface, par des mouvements alternatifs d'élévation et d'abaissement, le liquide fourni par l'appareil lacrymal dont la description va nous arrêter quelques instants.

APPAREIL LACRYMAL, *fig. 1.*

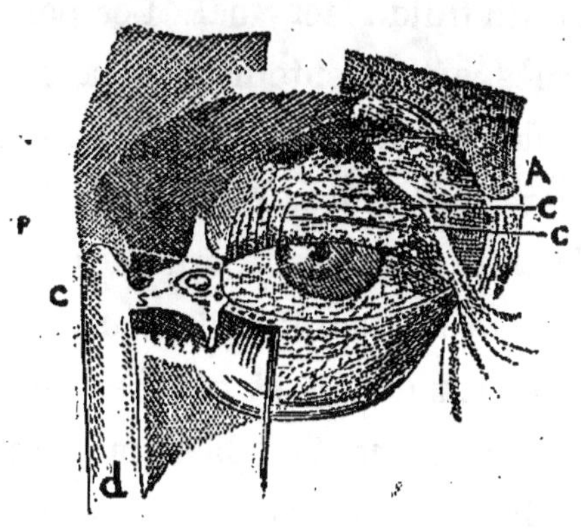

L'appareil Lacrymal se compose de plusieurs parties, les unes destinées à secréter les larmes et à les apporter au devant de l'œil, les autres, chargées de les entraîner au dehors. Les premières sont : la glande lacrymale avec ses canaux excréteurs ; les secondes : les points et conduits lacrymaux, le sac lacrymal et le canal nasal.

La figure 1 montre, aussi clairement que possible, la disposition de ces différentes parties. On y voit : la glande lacrymale A qui a la forme d'une amande et qui est située à la partie extérieure et supérieure de l'œil entre cet organe et la cavité orbitaire. On aperçoit aussi les canaux excréteurs *cc*, petits conduits déliés, au nombre de 10 à 12, chargés de charrier, jusque sous les paupières, les larmes qui se forment sans cesse à l'intérieur de la glande. A l'angle interne de la même figure, on voit un petit tubercule, de forme pyramidale, de couleur rougeatre, C, appelé *Caroncule Lacrymale*. Ce petit corps glandulaire secrète un liquide muqueux qui lubréfie les points lacrymaux et facilite ainsi, l'absorption du fluide lacrymal. Les points lacrymaux *F* sont situés aux alentours de la caroncule, l'un, sur le bord de la paupière supérieure, l'autre, sur celui de la paupière inférieure ; ce sont de petits pores qui pompent les larmes à mesure qu'elles sont étalées à la surface de l'œil. Ils sont les ouvertures des conduits lacrymaux, canaux étroits et courbes qui se terminent au sac lacrymal. Le conduit lacrymal supérieur se dirige en haut dans la première partie de son trajet, se recourbe et regarde en bas dans la seconde. L'inférieur fait un coude qui regarde en haut et en dedans, et va se terminer en remontant vers le sac. La longueur de ces conduits est différente ; le supérieur est un peu plus long et plus grêle que l'inférieur. Quant à leur diamètre, il atteint quelquefois un demi-millimètre.

Le sac lacrymal, représenté en S, est une petite poche membraneuse qui commence le *canal nazal d*, conduit cylindrique creusé dans les os de la face, légèrement incliné et applati sur les côtés, et appelé à établir une communication directe entre le sac et les fosses nasales. La longueur du canal nasal est habituellement de 9 millimètres ; sa largeur est de trois à quatre millimètres transversalement, et de cinq dans le sens antéro-postérieur. Sa partie moyenne paraît rétrécie d'un millimètre environ. L'orifice inférieur ou nasal de ce conduit s'ouvre dans le méat inférieur, à une distance de 7 à 8 millimètres du plancher des fosses nasales. Il est infundibuliforme ou ovalaire, disposition qui rend très-difficile le passage d'un cathéter.

Ces détails anatomiques et physiologiques peuvent se résumer de la manière suivante : Les larmes se forment dans la glande lacrymale et sont apportées à l'œil par les canaux excréteurs. Elles sont ensuite étalées à sa surface par les paupières ; de là, pompées par les points lacrymaux, elles sont amenées par les conduits de même nom jusques dans le sac lacrymal et dans le canal nasal qui lui fait suite. De ce dernier, elles passent enfin dans les fosses nasales.

Au milieu de vives émotions, de douleurs violentes, les larmes sont secrétées avec plus d'abondance ; les voies étroites qu'elles ont à parcourir ne suffisent plus à entraîner le trop plein, elles s'extravasent alors sous les paupières et inondent les joues. En même temps, la quantité des larmes qui arrivent dans les fosses nasales est notablement augmentée, aussi les personnes qui pleurent éprouvent-elles bien vite le besoin de se moucher. Les larmes ont pour usage de faciliter les mouvements du globe de l'œil dans l'orbite.

APPAREIL MOTEUR, *fig.* 2.

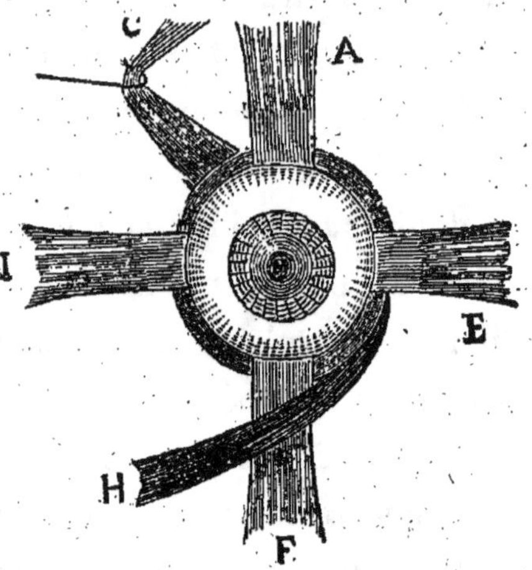

Le globe de l'œil est mis en mouvement par six muscles, les quatre muscles droits et les deux obliques.
Les **quatre** muscles droits prennent un point d'attache
fixe au sommet de la cavité orbitaire et se portent de
là, en décrivant une courbe légère, aux places respec-
tives indiquées sur la figure 2. A représente l'attache
antérieure du droit supérieur ; F celle du droit inférieur ;
E celle du droit externe ; I celle du droit interne qui est
le plus court et le plus volumineux, particularité qui
nous expliquera la fréquence du strabisme convergent.
L'action de ces muscles a pour effet de diriger l'œil en
haut, en bas, en dehors et en dedans.

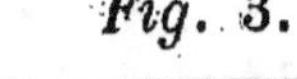

Fig. 3.

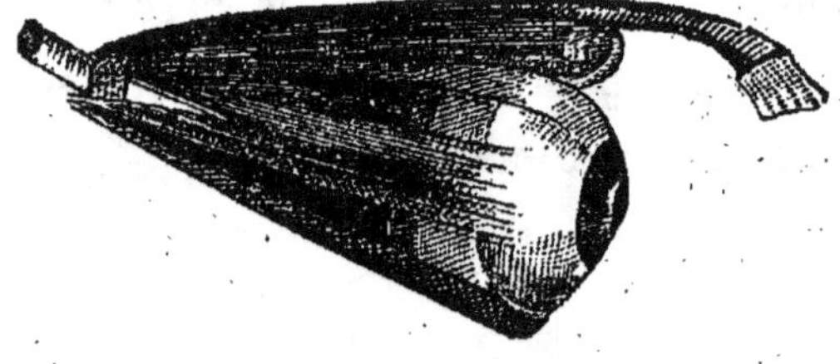

, Les deux autres muscles sont le grand et le petit oblique. Le premier (fig. 2 C et fig. 3), après avoir franchi
un anneau de réflexion dans lequel il glisse aisément,
s'élargit, se porte en arrière, passe sous le droit supérieur et va s'attacher à la partie externe et postérieure
du globe de l'œil. Le second H (fig. 3), rampe sur la paroi inférieure de l'orbite, passe sous le droit inférieur,
et vient se fixer à la coque oculaire sous le corps du
muscle droit externe (5).

Le muscle grand oblique a pour action d'attirer l'œil
en bas, en dehors et en avant. On l'a, à cause de ces
fonctions, nommé *Muscle méprisant*. Le petit oblique,
au contraire, le porte en haut, en bas et en avant, ce
qui lui a valu la dénomination de *Muscle pathétique*.
Lorsque ces deux muscles agissent ensemble, ils retien-
nent en avant le globe oculaire qui, sans leur secours,
serait attiré en arrière par la contraction simultanée des
quatre droits.

Les muscles de l'œil sont animés par trois nerfs. Le
droit supérieur, le droit inférieur, le droit interne et le
petit oblique sont sous la dépendance du nerf moteur
oculaire commun. Le droit externe est animé par le
nerf moteur oculaire externe; enfin, le grand oblique
reçoit aussi un nerf particulier, le nerf pathétique.

Ces diverses branches nerveuses sont susceptibles
d'affections très-graves que nous étudierons sous le
nom de *Paralysies*.

CHAPITRE II.

Des organes visuels proprement dits ou globes oculaires.

Les globes oculaires sont situés dans les cavités orbitaires ; ils y sont maintenus par les muscles dont nous avons déjà fait l'étude, par le nerf optique dont nous avons également parlé, par une membrane aponévrotique, appelée *Aponévrose orbito-oculaire*, qui engaine l'œil et ses cordons moteurs ; enfin, par une membrane muqueuse et par des vaisseaux sanguins qui président aux phénomènes de nutrition.

Ils reposent sur un coussinet graisseux qui leur offre un point d'appui doux et élastique. Leur forme est celle d'un sphéroïde surmonté en avant d'une saillie formée par la cornée transparente, ce qui donne un diamètre antéro-postérieur, appelé *axe de l'œil*, une prédominence de 1 à 2 millimètres sur les diamètres transversal et vertical. Ces derniers ont de 23 à 25 millimètres d'étendue. Il est bon de faire aussi remarquer que les deux yeux ont leurs axes parallèles.

Ces quelques mots font connaître la forme, le volume, la direction des organes de la vision. Voyons maintenant quelles sont les parties qui constituent essentiellement chaque globe oculaire en particulier :

Ce sont des enveloppes membraneuses à structure

différente, à fonctions diverses et des humeurs transparentes ayant aussi chacune un rôle spécial dans les phénomènes de la vision. L'enveloppe la plus extérieure (fig: 4) et la plus résistante à la fois, est représentée en S, et se nomme *Sclérotique* ou *Cornée opaque*. La partie antérieure C de cette membrane est transparente ; on l'appelle *Cornée transparente*.

Fig. 4

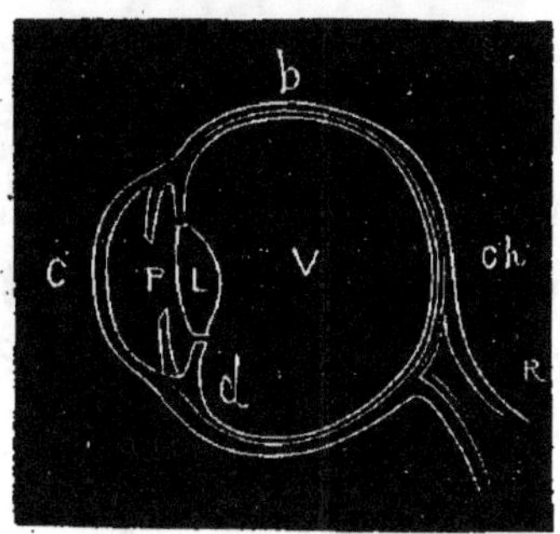

La seconde enveloppe Ch porte le nom de *Choroïde ;* elle tapisse la face interne de la première, et se prolonge en avant derrière la cornée transparente, sous forme d'un voile mobile, appelé *iris*, percé lui-même d'une ouverture P nommée *pupille*, susceptible d'agrandissement et de diminution.

La troisième enveloppe est la *Rétine* R. Elle est accolée intérieurement à la précédente dans toute la partie postérieure du globe de l'œil.

La coque oculaire que nous voyons formée de trois membranes superposées contient également trois humeurs différentes qui sont d'avant en arrière : l'*Humeur aqueuse*, le *Cristallin* et le *Corps vitré*.

L'humeur aqueuse est un liquide incolore , d'une transparence parfaite, placé entre la cornée et l'iris (espace appelé Chambre antérieure); puis , en même temps , entre l'iris et le cristallin (espace appelé Chambre postérieure). L'iris forme ainsi une cloison commune aux deux chambres qni communiquent par l'ouverture pupillaire.

Le cristallin L est une petite lentille de forme circulaire , placée derrière l'iris , au-devant du corps vitré. Il est constitué par une couche de substance molle , gélatineuse qui entoure un noyau central plus solide et plus dense , et se trouve enchassé dans une capsule membraneuse, transparente comme le cristal, qu'on appelle *Capsule cristalloïde*. Cette capsule adhère elle-même à la sclérotique et à la choroïde par une sorte d'anneau, appelé *Corps ciliaire*.

Nous verrons, dans la suite, que les maladies du cristallin et de sa capsule constituent la grande classe d'affections connues sous le nom de *Cataractes*.

Le corps vitré V ou humeur vitrée est une masse molle et liquide comme de la gelée qui occupe la partie postérieure du globe de l'œil. Son poids est de 5 grammes à 5 grammes et demi. Il est secrété et enveloppé par une membrane fine et translucide désignée sous le nom de membrane hyaloïde.

Cette membrane envoie de sa face intérieure des prolongements qui cloisonnent sa cavité en plusieurs loges, dont le but paraît être de diviser la masse du liquide afin que les ébranlements , causés par la marche, la course, etc., n'y produisent pas de trop fortes ondulations. — Telles sont, d'une manière succinte, les différentes parties qui concourent à former ce tout merveilleux qu'on appelle l'œil. Nous allons entrer maintenant dans quelques détails :

La sclérotique est formée de fibres fortes, résistantes, dirigées dans le sens antéro-postérieur, et reliées entre elles par d'autres fibres circulaires , d'une résistance moindre. Son épaisseur est variable; elle va en augmentant d'avant en arrière , où elle acquiert son maximun de résistance. Ordinairement d'un blanc mat, elle offre , chez les enfants , une coloration bleuâtre qui provient du peu d'épaisseur de son tissu, à cet âge, ce qui fait qu'on aperçoit à travers , la teinte noire de la membrane-sous jacente, c'est-à-dire de la Choroïde. Le même phénomène se produit quelquefois chez l'adulte , mais il est alors l'indice d'une maladie grave de l'œil. La membrane qui nous occupe en ce moment est extérieurement revêtue d'une enveloppe mince, appelée *Conjonctive oculaire* , résultat de la réflexion à la surface de l'œil, de la conjonctive palpébrale que nous avons signalée dans le chapitre premier en faisant l'étude des paupières. Cette conjonctive oculaire ne s'aperçoit aisément qu'à la loupe sur l'œil normal. Dans son tissu rampent de petits vaisseaux sanguins qui s'engorgent quelquefois sous l'influence de causes variées. Ils sont alors plus facilement appréciables, et l'on a l'habitude de traduire vulgairement cet état en disant que *l'œil est rouge*. Les maladies de cette membrane, essentiellement vasculaire , seront étudiées plus loin; elles sont fréquentes et révèlent, quelquefois à l'oculiste une souffrance plus profonde de l'organe visuel.

La *Cornée transparente*, qu'on a si justement appelée la fenêtre de l'organe de la vision, est une membrane très-dense, dépourvue de vaisseaux sanguins, et douée, malgré cela, d'une vitalité bien remarquable, qui se révèle par les modifications dont elle est susceptible sous l'influence de l'âge et par la facilité avec laquelle ses plaies se cicatrisent. Elle est plus aplatie, et son tissu est plus serré dans la vieillesse que dans les autres périodes de la vie. Son épaisseur est évaluée à 8/10 de millimètre à son centre, et à 1 millimètre à sa circonférence. Comme la sclérotique, dans laquelle elle semble comme enchassée, elle est revêtue par la conjonctive oculaire ; mais en ce point, cette dernière membrane se modifie dans sa texture de manière à être réduite à sa couche épithéliale et à ne pas gêner les fonctions importantes de la cornée qu'elle garantit et protège et à la surface de laquelle elle facilite le glissement des paupières.

La structure de cette membrane est encore aujourd'hui un sujet de controverse. Généralement, cependant, on la considère comme composée de lamelles concentriques très fines, analogues à la pelure d'oignon, séparées entre elles par une lymphe diaphane et maintenues écartées par un tissu aréolaire très délié.

La *Choroïde* fait de l'œil une véritable chambre noire dans laquelle sont absorbés les rayons de lumière qui ne doivent pas coopérer à la vision. Elle est formée de trois couches de structure différente : la première, cel-

luleuse, qui la lie à la sclérotique ; la seconde , essentiellement composée de vaisseaux artériels et veineux ;
la troisième, pigmenteuse, c'est-à-dire, enduite d'une
matière noirâtre. La couche vasculaire contient de
membreux vaisseaux. Les veines, surtout , y sont très-
nombreuses et disposées en tourbillon, ce qui leur a fait
donner le nom de vaisseaux tourbillonnés. Elles sont
très-rapprochées de la sclérotiquc. — La troisième couche ou couche pigmenteuse est accolée à la rétine et
l'enduit noirâtre (pigment) qui la forme est accumulé au
pourtour de petites cellules hexagonales placées côte à
côte. Le pigment abonde chez les bruns et les noirs ; il
se décolore chez le vieillard, et disparaît sous l'influence
de certains états pathologiques. Les Albinos en sont
dépourvus.

A la description de la choroïde se rattache celle de
'iris, du cercle ciliaire et du corps ciliaire. Nous allons
es étudier successivement :

Fig. 5.

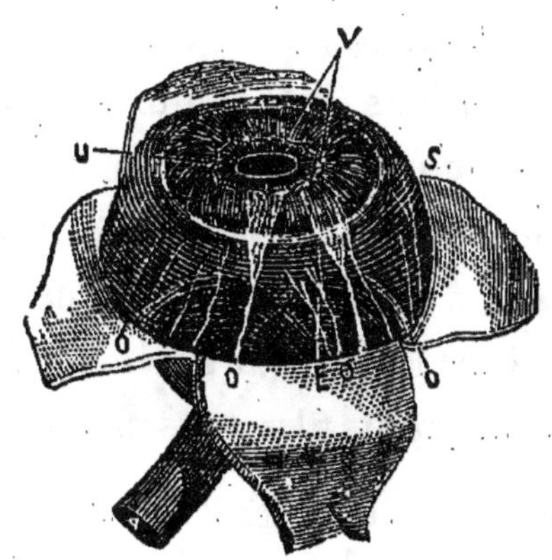

L'iris (fig. 5) (1) est un diaphragme membraneux, aplati à l'état normal, et destiné à mesurer la quantité de rayons lumineux nécessaires à l'exercice normal de la vision. Sa face antérieure, qui semble formée de fibres rayonnées, est tomenteuse et veloutée, et présente, suivant les individus, des colorations différentes. Sa face postérieure, appelée *uvée*, se continue avec la choroïde qui lui fournit une grande quantité de matière pigmenteuse. Sa grande circonférence est lâchement encadrée par le cercle ciliaire que nous étudierons bientôt. — Extérieurement, elle correspond à un millimètre environ du point où semble se terminer l'insertion de la cornée transparente sur la sclérotique. Sa petite circonférence forme l'ouverture pupillaire 1.

L'iris est une membrane composée de fibres musculaires contractiles et de vaisseaux sanguins. De ces fibres, les unes sont circulaires, et président à la contraction de la pupille, les autres sont rayonnées et sont affectées à sa dilatation. Ces phénomènes de motilité sont sous la dépendance du nerf de la troisième paire. C'est la cinquième paire et le nerf sympathique qui président aux phénomènes de nutrition.

Le *Cercle ciliaire* s (fig. 5), qui a été longtemps considéré comme un prolongement de la trame celluleuse de la choroïde, est un véritable muscle en forme d'anneau grisâtre, de consistance pulpeuse, placé entre la choroïde, l'iris et la sclérotique. Il est le lieu de réunion d'une infinité de petits filaments nerveux appelés *nerfs*

____

(1) La figure 5 est tirée du dictionnaire de médecine de M. Robin.

ciliaires et dépendant de la branche ophthalmique de la cinquième paire, et du nerf moteur oculaire commun dans lesquels l'iris puise sa sensibilité et sa mobilité. Il est, comme nous l'indiquerons plus loin, chargé d'un rôle important dans l'acte de l'adaptation de l'œil aux différentes distances.

Le *Corps ciliaire*, appelé *zone de Zinn* par quelques auteurs, est un anneau noirâtre qui entoure le cristallin en manière de couronne derrière l'iris et le cercle ciliaire. Il ressemble au disque d'une fleur radiée, et résulte de la réunion des procès ciliaires, replis saillants de la choroïde placés les uns à côté des autres, au nombre de 60 à 80, et logés dans des dépressions de la face antérieure du corps vitré.

La *Rétine* est une membrane transparente, très-mince, embrassant le corps vitré, et placée entre lui et la choroïde, à laquelle elle adhère par simple contact. On la considère comme résultant de l'épanouissement du nerf optique à partir de son point de pénétration dans la sclérotique, un peu au-dessus et en dedans de l'axe visuel. En ce point, le nerf est comme etranglé, et forme à la face interne de la rétine une légère saillie circulaire, appelée *papille* du nerf optique. Sa terminaison antérieure sinueuse (*ora serrata*) a lieu à la circonférence externe ou postérieure du corps ciliaire. Là, ses éléments nerveux disparaissent, et sa couche vasculaire seule vient encore se prolonger jusqu'au pourtour du cristallin. La rétine, membrane si sensible à l'action de la lumière, ne l'est pas à l'impression de nos instruments, ainsi qu'on s'en assure dans les opérations dans lesquelles on la pique sans éveiller la moindre douleur.

Nous avons encore à dire quelques mots de la structure de cette membrane et de l'aspect qu'elle présente lorsqu'on l'examine à l'ophthalmoscope.

La rétine se compose de cinq couches élémentaires différentes les unes des autres. La première, *couche des bâtonnets* ou *membrane de Jacob*, est la plus extérieure. Elle est formée de petits corps limpides très-serrés les uns à côté des autres et de deux espèces différentes, les bâtonnets proprement dits et les cônes. Les bâtonnets sont cylindriques et sont recourbés en fer à cheval; les cônes ont la forme de petites cellules arrondies, renflées au milieu et sont éloignés d'une manière à peu près égale les uns des autres; dans leur intervalle se trouvent les bâtonnets. La deuxième couche, appelée *couche granuleuse*, est composée de petits corpuscules granulés, étendus dans une substance amorphe analogue à la substance cérébrale grise. La troisième, *couche celluleuse*, est formée par des cellules nerveuses.

La quatrième, *couche nerveuse*, est très-épaisse et constituée par des tubes nerveux qui s'irradient jusqu'au bord antérieur sinueux de la rétine. La cinquième, *couche amorphe*, est la seule qui passe au-devant du point d'épanouissement du nerf optique et qui dépasse la circonférence postérieure des procès ciliaires pour arriver jusqu'à la capsule cristalloïde, où elle se termine circulairement. C'est la seule qui contienne des vaisseaux; l'artère et la veine centrale de la rétine s'épanouissent dans son épaisseur, et elle est exactement appliquée sur le corps vitré.

Aspect normal du fond de l'œil examiné à l'ophthalmoscope.
Fig. 3. — Planche 1.

a est la papille du nerf optique. Elle est ronde et d'un blanc éclatant. On y distingue trois cercles concentriques, l'un externe *e* blanc clair, l'autre intermédiaire *i* brunâtre, le troisième central *a* d'un blanc brillant. 1.-2. sont les vaisseaux rétiniens qui apparaissent sous forme de stries rougeâtres se ramifiant dans la rétine en suivant des directions variées. 1 représente les artères; 2 les veines. Les premières ont pour origine l'artère centrale de la rétine *r*, les secondes la veine centrale *v*. Celles-ci ont une coloration foncée, celles-là une couleur rouge clair et un diamètre moindre.

On aperçoit encore à droite de la pupille une tache obscure presque circulaire *m* et au centre un point brillant. Cette tache est la tache jaune qui correspond au pôle postérieur de l'œil, et ce point est la *fosse centrale* de la rétine, formée par une dépression due en cet endroit à l'absence des fibres nerveuses.

Le fond rosé de la figure 3 est fourni par la couche vasculaire de la choroïde. On y aperçoit aussi des lignes et des traînées noirâtres; elles sont produites par le pigment choroïdien abondant chez le sujet qui a bien voulu se soumettre à cet examen.

Tel est l'aspect du fond de l'œil en général et de la rétine en particulier. Nous verrons que cette membrane

est souvent le siège de lésions importantes qui donnent
lieu à des désordres graves dans l'exercice de la vision.
Ces lésions ne peuvent être découvertes et traitées avec
intelligence que lorsqu'on a une connaissance parfaite
du maniement de l'ophthalmoscope.

CHAPITRE III.

Du mécanisme de la Vision.

—

L'étude du mécanisme de la vision est une des parties
les plus intéressantes de la physiologie oculaire. Pour
la rendre facile et intelligible à tous nous commencerons
par une expérience.

Si après avoir aminci la sclérotique d'un œil de bœuf
à sa partie postérieure, on l'enchâsse dans un écran
opaque, *fig.* 6, et qu'un observateur place cet écran
ainsi préparé entre ses yeux et la flamme d'une lampe
de manière que la cornée de l'œil de bœuf soit tournée
vers la source de lumière, il verra bientôt se former sur
la rétine une image nette et claire, mais renversée, de
la flamme qui a servi à l'expérience.

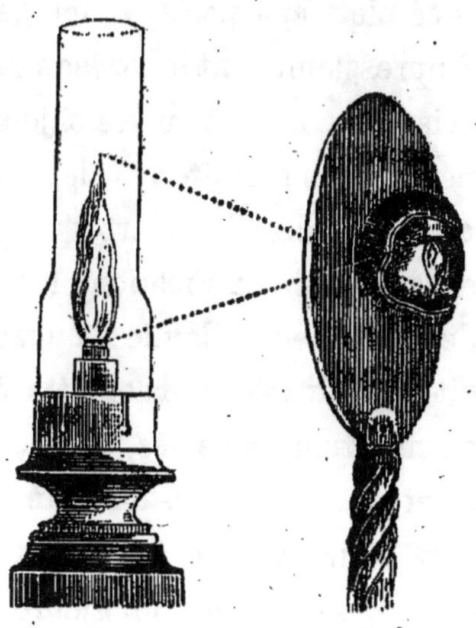

Fig. 6.

Ainsi se passent les choses dans l'œil humain ;
l'image des objets extérieurs impressionne notre rétine ;
cette impression est transmise par le nerf optique au
cerveau qui la reçoit et nous donne aussitôt la sensation
de la vue. Nous compléterons plus loin ces premières
notions par une démonstration théorique ; nous allons
maintenant entrer plus avant dans le phénomène et
éclaircir quelques objections qui ont déjà sans doute
éveillé la curiosité du lecteur.

1° *Pourquoi les images se peignant renversées sur la*
rétine, voyons-nous les objets droits et dans leur posi-
tion réelle ?

Cette première question a longtemps exercé la
sagacité des physiologistes. Quelques-uns ont invoqué,
pour s'en rendre compte, l'éducation du sens de la vue
par l'habitude et l'expérience ; d'autres se sont rangés

du côté d'hypothèses variées, trop longues à relater ici; enfin, d'autres encore, ont expliqué le phénomène en prouvant que ce n'étaient point les images peintes sur la rétine qui impressionnaient le cerveau et produisaient la sensation visuelle, mais bien les objets eux-mêmes. Cette démonstration nécessiterait des considérations abstraites dans lesquelles je ne crois pas devoir entrer ici, je préfère rapporter l'explication plus simple, plus saisissable de l'Evêque de Cloyne : « Quoique l'image de l'objet, dit-il, soit effectivement tracée au fond de l'œil dans une situation renversée, cependant l'âme doit naturellement et sans le secours d'aucune expérience la redresser, c'est-à-dire voir en haut l'extrémité supérieure et voir en bas l'extrémité inférieure. En effet, ces termes de haut et de bas sont des termes relatifs et qui n'ont de valeur que par le terme auquel nous les comparons. C'est-à-dire que nous jugeons en haut tout ce qui correspond à la voûte céleste et en bas tout ce qui répond à la terre. Or, il est bien évident que le ciel se peint dans la partie inférieure et que la terre se peint dans la partie supérieure Dès lors nous rapportons à la voûte céleste l'extrémité de l'objet qui se peint dans la partie la plus supérieure, c'est-à-dire que nous établissons naturellement entre ces deux extrémités la relation qu'elles ont et que nous *situons l'objet* tel qu'il l'est réellement. »

2° Pourquoi voyons-nous les objets hors de nous, puisque leur image se forme sur la rétine?

La réfutation de l'objection précédente s'applique également à celle-ci. L'expérience nous apprend d'ailleurs ici, comme pour le son, que la cause de l'impression est hors de nous ; il en résulte dès lors, que l'idée d'impression et l'idée d'une situation de l'image extérieure à nous deviennent inséparables. Chez les aveugles-nés, par exemple, chez lesquels l'habitude n'a pas pu produire cette simultanéité d'effets, le sentiment de la distance, de l'éloignement n'existe pas et si une opération vient à leur rendre la vue, ils assurent que les objets touchent leurs yeux.

3° *Pourquoi ne voyons-nous qu'un seul objet si l'image se forme à la fois sur nos deux yeux ?*

Ce phénomène a reçu aussi différentes explications. Buffon admettait que dans l'origine on voyait double, mais que le toucher rectifiait l'erreur ; Gall prétendait qu'on ne voyait ordinairement que d'un seul œil et que les deux yeux agissaient rarement à la fois. D'autres, aujourd'hui, attribuent la vue simple à l'entrecroisement des nerfs optiques ; quelques-uns invoquent une loi par laquelle la sensation est toujours reportée à l'extrémité du corps lumineux qui cause l'impression, et par conséquent à l'objet unique qui est éclairé. Enfin, l'opinion la plus répandue c'est que chaque fois que des rayons lumineux impressionnent des points correspondants de chaque rétine, il n'y a qu'une seule image. C'est la doctrine des *points identiques*. La nature de cet ouvrage nous dispense d'entrer, à ce propos, dans les détails d'une démonstration.

Voyons maintenant la marche des rayons lumineux dans l'intérieur du globe oculaire.

On fait voir en physique : 1° que, les rayons de lu-

mière qui tombent perpendiculairement sur la surface
d'un corps transparent le traversent sans changer de
direction, mais que s'ils le frappent obliquement, ils
sont toujours plus ou moins déviés de leur direction.
Cette déviation porte le nom de réfraction ; 2° Que, si le
milieu dans lequel pénètrent les rayons lumineux est
plus réfrangible que celui d'où ils sortent, ils se rapprochent de la perpendiculaire élevée au point d'incidence,
et dans le cas contraire, ils s'en éloignent.

Fig. 7.

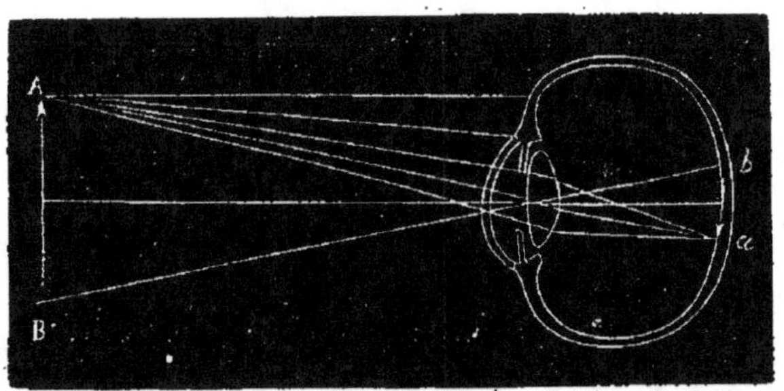

Ces notions étant bien comprises, soit un corps
A B (fig. 7) placé à une certaine distance de l'œil ; des
points A et B partiront des rayons lumineux obliques. Les uns arriveront sur la sclérotique blanche
et opaque, ils seront réfléchis, d'autres sur la cornée
convexe et plus dense que l'air extérieur ils seront
réfractés, se rapprocheront de la perpendiculaire élevée au point de contact I et deviendront par conséquent plus convergents. Après la cornée, ils trouve-
ront sur leur passage l'humeur aqueuse qui est moins
dense, ils seront donc réfractés de nouveau et éloignés
de la perpendiculaire ; ils le seront moins cependant

que s'ils repassaient dans l'air extérieur, de sorte qu'ils conserveront toujours un peu de leur convergence. La plus grande partie du faisceau lumineux qui a traversé la cornée et l'humeur aqueuse ne pouvant pénétrer à travers l'iris est ensuite réfléchie ou absorbée; il ne nous reste plus, par conséquent, qu'à nous occuper des rayons assez rapprochés du centre pour pénétrer à travers l'ouverture pupillaire. Ces rayons déjà réfractés par l'humeur aqueuse et la cornée tombent sur le cristallin qui est beaucoup plus dense que les deux milieux qui l'environnent, ils sont donc encore réfractés à leur entrée et à leur sortie dans l'humeur vitrée et vont enfin produire sur la rétine l'image renversée A B complète et en tous points semblable au corps lumineux A B que nous avons pris pour sujet de la démonstration. L'expérience que nous avons appelée plus haut à notre aide est donc pleinement justifiée par la théorie !

Nous terminerons ainsi les considérations anatomiques et physiologiques par lesquelles nous avons cru utile de commencer. L'œil possède bien encore une faculté importante, celle de s'adapter aux différentes distances. Nous réservons cette question pour plus tard : elle trouvera sa place au chapitre des maladies de l'accommodation.

DEUXIÈME PARTIE.

—

MALADIES DES ANNEXES DE L'ŒIL.

———

Les maladies de l'orbite (le phlegmon, l'exostose, les lipômes, kystes, cancers, anévrysmes et tumeurs érectiles) sont toutes du domaine chirurgical. Nous les passerons sous silence et nous aborderons sans plus tarder les maladies des sourcils.

———

CHAPITRE PREMIER.

Maladies des Sourcils.

—

DÉCOLORATION DES SOURCILS. — ALOPÉCIE SOURCILIÈRE.

La *décoloration des poils* des sourcils qui arrive sous l'influence de l'âge n'est pas une maladie et ne peut nous arrêter; mais, celle qui se produit chez les jeunes gens est un véritable état pathologique dont les causes les plus ordinaires sont les excès de tout genre, les veilles, les cha-grins, les émotions morales vives, etc. Pour guérir une

affection aussi disgracieuse dans un âge encore peu avancé, il suffit de se soustraire aux influences qui en ont
facilité le développement. En attendant le résultat d'une
conduite régulière et d'une manière de vivre toute nouvelle, qui ont toujours un retentissement heureux sur
l'organisme, il faut demander aux cosmétiques colorés le soin de déguiser ces premiers effets d'unedécré-
pitude prématurée.

L'*alopécie sourcilière* ou chute des poils des sourcils
est presque toujours la conséquence de brûlures, de
plaies profondes, de dartres, de fièvres éruptives
comme la petite vérole ou l'érysipèle. Quelquefois
elle reconnaît pour cause une affection syphilitique
invétérée. Deux cas peuvent alors se présenter : ou
les bulbes pileux ont été ulcérés puis détruits et
alors les secours de la médecine restent impuissants, ou
bien les bulbes sont encore vivants et on peut attendre
quelque résultat des frictions stimulantes et des lotions
aromatiques qui agiront de manière à réveiller leur
vitalité engourdie. Nous avons eu l'occasion d'apprécier
l'efficacité de la pommade suivante qu'on applique soir
et matin sur les parties dépourvues de poils.

Beurre de cacao.......	120	grammes.
Huile d olives..........	60	»
Tannin...............	80	centigrammes.
Quinine..............	40	»
Alcoolat aromatique. ..	8	grammes (mêlez).

Si ces frictions restent sans effet, nous conseillons
de corriger cette choquante difformité en faisant confec-
tionner des sourcils postiches par un artiste habile ou
bien simplement en portant des conserves colorées.

Les *furoncles*, les *abcès*, les *brûlures* des paupières ne réclament pas d'autre traitement que celui qu'on leur applique dans les différentes parties du corps. Aussi ne croyons-nous pas utile de consacrer à ces maladies des articles spéciaux. Nous recommandons cependant contre les brûlures le liniment ci-dessous formulé :

Chloroforme. . . . .   32 grammes.
Eau de chaux.   64   »
Huile d'amandes douces.   45   »   mêlez et agitez.

On l'étend, plusieurs fois par jour, sur les parties malades à l'aide d'une barbe de plume et on recouvre de coton.

PLAIES DES SOURCILS.

Les *plaies* des sourcils ont plus d'importance ; celles qui atteignent la partie interne de ces appendices sont fréquemment suivies de diminution et même de perte complète de la vue. La gravité d'une lésion si bénigne en apparence est due à la piqûre, à la déchirure ou à la contusion du nerf sous-orbitaire. Nous nous rappelons un jeune homme de seize ans qui nous dit avoir perdu complètement la vue de l'œil droit à la suite d'une chute sur une marche d'escalier. On apercevait, en effet, sur l'arcade sourcilière une dépression profonde qui laissait supposer une dilacération ou une contusion violente du nerf sus-mentionné. Le traitement des plaies de cette région est d'ailleurs conforme au traitement des plaies en général. Si la plaie est longitudinale et produite par un instrument tranchant, nous réunissons les deux lèvres avec de petites bandelettes de taffetas d'Angleterre ; si elle est contuse, nous faisons des applications de compresses fines imbibées d'eau-de-vie camphrée ou de teinture affaiblie d'arnica montana. Enfin nous maintenons le pansement avec une bande de toile modéremment serrée autour de la tête.

DES DARTRES DES SOURCILS.

Sous le nom général de *dartres* des sourcils, nous comprenons les affections variées qui ont une tendance manifeste à envahir les parties de notre corps revêtues de poils. Dans la région sourcilière, l'éruption offre quelquefois l'aspect de pustules de couleur jaunâtre, contenant un liquide épais qui se répand et se coagule sous forme de croûte dure et foncée de manière à recouvrir une portion ou même toute l'étendue du sourcil. Dans d'autres circonstances, l'éruption consiste en petites vésicules agglomérées les unes auprès des autres ; ces vésicules se rompent et donnent issue à une sérosité roussâtre, qui se concrète et forme des squammes minces et moins saillantes que dans le cas précédent. Ces deux variétés d'éruptions s'accompagnent d'un prurit assez prononcé et même d'un sentiment de brûlure et de cuisson, et peuvent, à la longue, entraîner des désordres graves dans les fonctions de l'organe visuel. Au début nous combattons les dartres des sourcils par des applications locales, mais à une période plus avancée ou lorsque la maladie leur résiste quelque temps, nous ajoutons au traitement externe l'usage de médicaments généraux (alcalins, sulfureux, arsenicaux, etc.) que nous nous dispenserons de formuler.

La première indication à remplir, consiste à détacher les croûtes s'il en existe. Nous employons dans ce but, les cataplasmes émollients, les onctions huileuses, la glycérine ; ensuite, si *l'éruption est pustuleuse*, nous prescrivons la lotion suivante appliquée trois ou quatre fois par jour sur les parties malades avec un pinceau.

> Sulfate de zinc......... 30 centigrammes.
> Glycérine neutre.. ... 30 grammes. Mêlez.

Ou bien les pommades ci-après :

> Iodure de soufre....... 2 grammes.
> Cérat simple............ 30 » Mêlez.

Et :

> Turbith minéral........ 4 gramme.
> Soufre sublimé........ 2 »
> Cérat de Galien........ 15 » (Mêlez.)

La préparation qui suit nous a réussi plusieurs fois alors qu'il existait en même temps des dartres anciennes sur toute la face. Nous l'avons formulée avec avantage :

> Benjoin en larmes....... 4 grammes.
> Soufre sublimé......... 4 »
> Alun calciné............ 2 »
> Axonge................ 60 »
> Incorporez ensemble et aromatisez avec essence de roses, 2 gouttes.

Si l'éruption est vésiculeuse, les pommades et lotions alcalines conviennent beaucoup mieux. Nous employons les frictions avec :

> Chaux éteinte............ 8 grammes.
> Sous-Carbonate de soude. 2 »
> Laudanum R............. 2 »
> Axonge................. 30 » Mêlez.

Ou la lotion suivante :

> Sous-Carbonate de potasse. 30 grammes.
> Eau.................... 1 kilogramme.

Nous recourons également à la pommade à la suie qui produit quelquefois des guérisons inespérées, et nous la formulons ainsi :

Suie de bois............ 30 grammes.
Axonge.................. 120 »
Huile de jusquiame........ 4 »
Huile d'amandes douces... 4 »   Mêlez.

Enfin, si malgré ces médications diverses et des traitements internes bien appropriés la maladie se montre rebelle, nous n'hésitons pas à conseiller les eaux minérales sulfureuses, qui, à elles seules, font justice de l'affection. Les plus efficaces sont celles d'Uriage, de Luchon, de Barèges, d'Enghien et de Camoins-les-Bains.

DES KYSTES DES SOURCILS.

Les *kystes* des sourcils sont de petites tumeurs variables en grosseur depuis le volume d'un pois jusqu'à celui d'un œuf de pigeon et vulgairement connues sous le nom de *loupes*. Leur lieu d'élection est l'angle externe du sourcil ; elles sont cependant presque toujours situées un peu plus haut ou un peu plus bas que l'appendice sourcilier lui même. Quelquefois ces kystes sont durs au toucher, d'autrefois ils sont mous et peu résistants. Les uns renferment une matière jaunâtre et visqueuse, les autres des grumeaux blancs semblables à des grains de semoule. Le traitement de ces petites loupes étant tout-à-fait chirurgical, nous nous dispenserons d'indiquer le procédé d'ablation qu'il convient de leur appliquer. Dans notre pratique, nous ne conseillons l'opération que si le volume du kyste est assez considérable pour gêner les fonctions des paupières. Dans le cas contraire, nous temporisons, car il est fréquent de voir ces tumeurs atteindre le volume d'un gros pois, puis s'arrêter pour toujours dans leur développement.

Pour compléter la série des maladies qui affectent les sourcils, nous devons encore mentionner qu'on rencontre quelquefois, chez les gens malpropres, des poux logés à la base des poils qui garnissent ces éminences. Ces insectes s'y multiplient avec une promptitude étonnante et occasionnent des démangeaisons atroces et de vives douleurs. Pour se débarrasser de ces hideux parasites on emploie d'habitude les frictions avec l'onguent gris. Nous nous servons aussi d'une décoction de semences de staphysaigre ou bien de la teinture alcoolique préparée avec la même plante.

Voici enfin la formule d'une pommade anti-pédiculaire qui réussit toujours très-bien :

Moëlle de bœuf......................	60 grammes.
Huile d'amandes douces...................	8 »
Baume du Pérou	4 »

Chauffez au bain-marie pendant demie heure ; passez et battez, puis ajoutez :

Huile volatile de Valériane............	4 grammes.
» de Semen-contra............	2 »

Faites des frictions le soir et le matin sur les parties envahies.

CHAPITRE DEUXIÈME.

Maladies des Paupières.

Les paupières sont susceptibles de présenter une foule d'affections que nous étudierons successivement, et dont le nombre est en rapport avec la grande variété des éléments qui concourent à leur organisation anatomique. Nous examinerons d'abord comment il convient de procéder pour arriver à les découvrir.

Le plus souvent, un premier coup-d'œil suffit pour édifier l'oculiste sur la position, l'amplitude, les rapports, les mouvements et l'état de la surface cutanée des voiles palpébraux. Mais s'il s'agit d'explorer la face muqueuse, quelques manœuvres spéciales deviennent nécessaires.

Pour la paupière inférieure, il suffit de la déprimer avec la pulpe de l'indicateur, et d'engager le malade à regarder en haut. On voit bien vite se dérouler toute la surface muqueuse jusqu'au sillon oculo-palpébral.

Pour la paupière supérieure, l'exploration n'a plus la même simplicité, aussi, dans la majorité des cas, se borne-t-on à saisir entre le pouce et l'index la peau lâche du sourcil et du voile palpébral, et par une traction légère à éloigner la paupière du globe de l'œil. On dirige en même temps les regards de bas en haut, et on apprécie l'état de la conjonctive.

Cette exploration superficielle est celle par laquelle on

doit toujours commencer ; mais si l'on soupçonne la présence d'un corps étranger, de granulations, etc., il faut nécessairement retourner la paupière, et procéder comme nous allons l'indiquer :

On applique une tige mince, un stylet de trousse ordinaire, par exemple, sur la partie moyenne du voile supérieur préalablement abaissé; on saisit ensuite quelques cils avec le pouce et l'index de la main opposée, puis on tire à soi le cartilage tarse, et en exerçant avec le stylet une pression légère sur la paupière, on la fait aisément basculer en dehors. La paupière étant ainsi pleinement retournée, on peut explorer avec soin sa surface muqueuse dans son étendue toute entière.

Si le voile palpébral était dégarni de cils, on se servirait d'une petite pince pour en saisir le bord libre.

Nous employons quelquefois un procédé plus rapide, mais qui demande une certaine habitude dans son exécution ; il a été indiqué dans le *Traité des maladies des yeux du docteur Foucher*. Nous invitons le malade à regarder en bas, et nous plaçons l'extrémité de l'index (de notre main droite pour l'œil gauche, de notre main gauche pour l'œil droit), un peu au-dessus du bord adhérent du cartilage tarse, puis nous exerçons une légère pression, qui a pour effet de faire descendre la paupière supérieure au devant de l'inférieure, et de porter son bord libre en avant. Nous saisissons alors celui-ci entre le pouce et l'index, qui ne quitte pas sa position, et fait office du stylet, et nous le relevons complètement en dehors. Telles sont les manœuvres variées qui conduisent toujours aux données nécessaires à la précision du diagnostic.

Pour faire l'exploration des bords palpébraux, il suffit
de se souvenir que le bord antérieur sert de base d'implantation aux cils, et que sur le postérieur se trouvent les orifices des glandes de Meibomius. On s'assu-
rera alors, soit à l'œil nu, soit à l'aide d'une bonne
loupe, si ce bord n'est pas dévié en dehors ou en dedans, s'il ne présente pas de saillies dûes à des orgeolets
ou à des tumeurs de toute autre nature, si la base d'implantation des cils est normale, si ceux-ci ne sont pas
détruits en partie ou en totalité, et si un d'entr'eux, très-
fin, très-délié, incolore, n'est pas dirigé vers le globe
de l'œil, qu'il irrite par sa présence. Enfin, on exami-
nera si quelques-uns des orifices des glandes de Meibomius ne sont pas convertis en petites phlyctènes,
comme cela a lieu quand leur sécrétion est retenue par
une petite pellicule produite par certaines inflammations
spéciales.

Pour terminer l'examen, on jettera un coup-d'œil sur
l'état des points lacrymaux et de la caroncule lacrymale,
où l'on voit quelquefois se développer des poils déliés qui
donnent lieu à une irritation oculaire d'autant plus longue à déraciner que sa cause passe souvent inaperçue.

Nous allons maintenant exposer les différentes
maladies qui ont leur siége dans les paupières.

ERYTHÈME DES PAUPIÈRES.

L'*érythème* des paupières est essentiellement caractérisé par une rongeur légère, superficielle de la couche mince de peau qui forme leur surface externe. Il
est occasionné le plus souvent par des frictions irritan-

tes, la chaleur vive, l'exposition à un soleil ardent, l'écoulement des larmes, etc. Il se manifeste aussi quelquefois chez les femmes à l'époque du flux menstruel, et précède ou accompagne dans quelques cas les inflammations gastro-intestinales et pulmonaires, et certaines affections de peau. A l'époque de la dentition, chez les enfants, on le rencontre si souvent, que sa fréquence à cet âge lui a fait donner le nom de *feu de dents*. La maladie disparaît d'ordinaire avec rapidité et sans médication active. Nous conseillons les lotions tièdes avec l'eau de mauve verte ou l'eau de son.

ERYSIPÈLE SIMPLE DES PAUPIÈRES.

L'*érysipèle palpébral* est caractérisé par une rougeur foncée des paupières, accompagnée de gonflement, de tension et de chaleur vive. Sous l'influence de cette tuméfaction, les plis de la peau s'effacent, l'œil reste complètement fermé, les points lacrymaux sont déviés et ne peuvent plus absorber les larmes qui s'écoulent alors sur la joue. Enfin à un plus haut degré, les paupières peuvent se renverser en dedans, et les cils irriter, enflammer le globe oculaire. Ces phénomènes persistent deux ou trois jours, après lesquels, le gonflement et la chaleur diminuent, et l'épiderme, altéré dans sa texture, finit par se détacher sous forme d'écailles plus ou moins étendues. Quelquefois, il reste un léger empâtement qui contribue à rendre difficiles les mouvements de la paupière ; mais cet état de raideur ne tarde pas à s'évanouir.

L'érysipèle palpébral est une conséquence ordinaire

de l'érysipèle de la face, affection fréquente qui est bien souvent sous la dépendance d'un état saburral des premières voies. Dans ce cas, son traitement est le traitement de l'érysipèle en général. Dans d'autres circonstances, la maladie est tout à fait locale ; elle est occasionnée par la piqûre d'une abeille, d'une guêpe, d'un frélon, par une plaie faite avec un instrument imprégné de matières en putréfaction, ou bien par des frictions avec une pommade composée de substances âcres et irritantes. Son traitement consiste en lotions avec l'infusion de fleurs de sureau.

Nous employons souvent dans notre pratique le mélange suivant :

Perchlorure de fer à 30°.......	10 grammes.
Eau distillée..................	30 grammes.

Mêlez, et barbouillez toutes les deux heures les parties malades avec un pinceau imbibé de cette solution. Elle facilite la résolution de la maladie et en limite les progrès.

ERYSIPÈLE PHLEGMONEUX.

L'érysipèle phlegmoneux se distingue de l'érysipèle simple par l'intensité de ses symptômes. La rougeur est plus vive, la chaleur plus âcre, brulante, la douleur pongitive, et la marche de la maladie est plus rapide. Elle tend d'ordinaire à passer à la suppuration, terminaison qu'il faut chercher à éviter, car si le pus se forme, il envahit promptement les parties voisines, décolle la peau et se creuse une cavité spacieuse, dont la cicatrisation ne peut guère s'opérer qu'avec un raccourcissement du voile palpébral.

Le traitement le plus efficace consiste à pratiquer de bonne heure une ou plusieurs incisions parallèles aux plis transversaux de la face cutanée des paupières. Il se produit ainsi un écoulement de sang abondant qui facilite la résolution, et prévient presque toujours la suppuration.

Lorsque des malades pusillanimes redoutent l'emploi du bistouri, nous nous bornons à faire des applications froides dès le début et à exercer une compression légère, et méthodique sur le globe de l'œil. Si la formation du pus n'a pu être évitée, nous lui donnons issue avec la lancette, dès que sa présence peut être constatée.

BLÉPHARITE GLANDULEUSE.

La *blépharite glanduleuse* est une inflammation presque toujours chronique des éléments anatomiques qui concourent à la structure du bord libre des paupières. Elle est plus fréquente à la paupière supérieure qu'à la paupière inférieure, et plus rare chez les enfants que chez les adultes. On la rencontre surtout chez les sujets au tempérament lymphatique, exposés par leur profession aux intempéries de l'atmosphère. Les cochers, les cultivateurs, les militaires, les marchands ambulants, etc., ceux surtout qui abusent des liqueurs alcooliques y sont essentiellement prédisposés.

La maladie débute par des picotements et de la chaleur à la surface de l'œil, et peu à près les malades se plaignent d'une sensation particulière qu'ils comparent à celle que produiraient des graviers arrêtés sous le bord libre de leurs paupières. Si on les examine attentivement, on aperçoit la muqueuse oculopalpébrale comme tapissée d'un lacis de vaisseaux très-fins gorgés de sang qui donnent à l'œil un aspect rouge, uniforme, ou bien on observe de petites vésicules opalines disséminées çà et là irrégulièrement depuis le bord libre jusqu'au sillon oculo-palpébral. Ces altérations locales s'accompagnent tantôt de l'hypersécrétion d'une matière visqueuse plus ou moins consistante et facile à se concréter, tantôt au contraire d'une sécheresse extrême de la muqueuse. A ce degré, que l'on peut considérer comme le premier, la maladie disparaît rapidement par de simples soins hygiéniques; mais si on la néglige, ce qui est ordinaire, elle prend une plus ample extension, et gagne les glandules de Meibomius ou les follicules ciliaires qui se tuméfient, et donnent au bord libre de la paupière un volume plus considérable qu'à l'état normal.

Cette tuméfaction du bord palpébral qui marque le début du second degré est d'abord si irrégulière, qu'on apprécie aisément au toucher les glandules gonflées, rangées les unes à côté des autres comme des grains de chapelet. Plus tard, si la phlogose s'accroît encore, ces bosselures disparaissent, le gonflement devient uniforme, envahit la substance du cartilage tarse, et le volume du bord palpébral devient double et triple de son état naturel. En même temps, la sécrétion des glandes enflammées s'écoule plus abondante et se dessèche sous forme d'écailles jaunâtres qui, pendant le sommeil, agglutinent tellement les paupières, que le malade ne peut ouvrir les yeux sans avoir humecté la concrétion.

Lorsque les follicules ciliaires participent au travail morbide, ils secrètent aussi une matière épaisse qui se combine avec la precédente, et se dessèche également sous forme de croûtes dures, bleuâtres, si fortement adhérentes, qu'on ne parvient à les détacher qu'en faisant saigner les points où elles adhèrent et en entraînant une certaine quantité de cils.

Cette association de la *blépharite ciliaire* et de la *blépharite glanduleuse* est si fréquente, que nous avons eu un instant l'idée d'appeler la maladie que nous décrivons *blepharite glandulo-ciliaire*, au lieu de la nommer *blepharite glanduleuse*, comme nous l'avons fait au commencement de ce paragraphe. Quelquefois cependant, les glandules de Meibomius sont intacts et les follicules ciliaires sont seuls enflammés; la blépharite est alors simplement *ciliaire* et se trouve caractérisée par la rougeur du bord marginal des paupières, par l'apparition d'une sécrétion morbide telle que nous venons de la décrire et par une démangeaison incessante qui oblige les malades à se gratter; il n'y a ni photophobie, ni larmoiement, ni sensation de graviers. Les démangeaison squi accompagnent cette maladie sont un de ses caractères phognomoniques, aussi l'a-t-on appelée *teigne des paupières* ou *gratelle*. Elle peut avoir des conséquences fàcheuses, si on la néglige ou si on la traite mal, et aboutir à la chute des cils et à l'ectropion.

La troisième période de la blépharite glanduleuse est caractérisée par la présence d'ulcérations et de petits abcès à la racine des cils. Ces ulcérations, résultat de l'irritation produite par les tiraillements exercés chaque jour sur les cils pour les débarrasser de la concrétion qui les agglutine et par le séjour de la matière âcre et corrosive qui est sans cessé secrétée, sont quelquefois profondes et taillées à pic, et toujours très-difficiles à guérir. Elles entraînent le plus souvent la chute partielle des cils, qui, plus tard, si l'affection persiste, font place à un bourrelet rougeâtre, épais, plus ou moins large et calleux, appelé *tylosis*. Cet état des paupières n'est pas rare chez les vieillards, et a reçu le nom d'*yeux d'anchois*. Il s'accompagne d'un larmoiement continuel, d'une photophobie plus ou moins intense, et quelquefois de conjonctivite ou de kératite, car le globe de l'œil n'étant plus abrité par son voile protecteur, devient sensible aux moindres causes d'inflammation.

Le traitement d'une affection aussi fréquente et susceptible d'entraîner après elle des désordres si graves et des difformités aussi repoussantes, demande une exposition méthodique et des développements étendus.

Au début, nous l'avons déjà dit, des soins hygiéniques, et quelques onctions émollientes ou astringentes font promptement justice de la maladie ; mais au second et au troisième degré, les remèdes les plus actifs restent souvent infructueux, et bien des malades ont le triste privilége de conserver leur infirmité. Nous allons voir que, pour arriver à une guérison définitive, il faut savoir combiner à propos les antiphlogistiques, les résolutifs, les toniques, enfin tous les agents médicinaux, dont on peut disposer, suivant la constitution et le tempérament du sujet, la période du mal, et la cause qui paraît lui avoir donné naissance. Voici notre manière de procéder :

Nous nous assurons d'abord de l'état actuel des paupières, des altérations dont elles sont le siége de leur nature et de leur étendue ; nous constatons de cette façon si la blépharite est glanduleuse ou ciliaire, ou bien si ces deux formes morbides sont associées ensemble ; nous nous enquérons ensuite de l'époque à laquelle remonte l'affection, des phénomènes auxquels elle donne lieu, et des symptômes les plus appréciables aux malades, picotement, cuisson, démangeaisons, etc.; une fois éclairé sur le siége du mal, sur son degré, sur ses manifestations essentielles, nous terminons par l'examen de la constitution du sujet.

Supposons donc le premier cas, c'est-à-dire la blépharite glandulaire à la *période de début*, alors que la muqueuse palpébrale est simplement injectée, que la secrétion oculaire est légèrement accrue, qu'il y a cuisson, sentiment de graviers, etc., etc. Nous nous bornons à conseiller l'instillation plusieurs fois répétée dans la journée de quelques gouttes d'un collyre composé avec :

Sous-Borate de soude.................   1 gramme.
Eau distillée.......................   30   »   (mêlez)

Des lotions avec l'infusion de roses rouges et l'occlusion de l'œil.

Mais à la *seconde période*, alors que les malades se présentent avec des paupières aux bords rouges et tuméfiés, agglutinées entre elles, avec de vives démangeaisons, etc., nous recourons tout d'abord aux lotions tièdes avec l'infusion de fleurs de mauve, la décoction de graine de lin, aux onctions avec la glycérine neutre et pure, aux cataplasmes légèrement préparés avec la farine de riz, la fécule de pomme de terre, le persil et le cerfeuil bouillis dans le lait, enfin, aux bains locaux prolongés que nous faisons prendre dans une *œillère*, godet en cristal ou en porcelaine approprié à cet usage.

En même temps, nous ajoutons à ces premières prescriptions des applications répétées de la pommade suivante :

> Cérat simple.. .... 10 grammes.
> Goudron végétal purifié............. 1 » (Mêlez.)

Ou bien le liniment composé avec

> Huile d'amandes douces.............. 15 grammes.
> Huile de roses.. .... 2 gouttes.
> Camphre........................... 2 grammes.

Mêlez, chargez un petit pinceau et passez-le plusieurs fois sur le bord des paupières.

Cette médication nous a toujours paru suffisante pour anéantir les phénomènes inflammatoires et faire cesser les démangeaisons qui accompagnent la maladie et contribuent à perpétuer d'irriter l'état des voiles palpébraux. Ce premier résultat obtenu, nous nous adressons à des médicaments modificateurs à action spéciale sur les muqueuses, au suivant, par exemple :

> Oxyde rouge d'hydrargire............. 15 centigrammes.
> Glycérole d'amidon................... 5 grammes. (Mêlez.)

Prenez chaque soir gros comme un pois de cette préparation et étendez sur le bord de la paupière par des frictions horizontales faites avec la pulpe de l'index.

Ou bien :

    Protoiodure d'hydrargire............ 40 centigrammes.
    Onguent rosat..................... 8 grammes. (Mêlez.)

Ou bien encore :

    Précipité blanc................ ...... 10 centigammes.
    Glycérine......................... 15 grammes. (Mêlez.)

Mêlez et barbouillez avec un pinceau le bord marginal de la paupière.

Si l'application doit être faite chez un enfant indocile, nous recommandons de profiter du moment où il est endormi. Le sommeil facilite la manœuvre et le repos de la nuit seconde les effets du médicament.

Le lendemain, si les paupières sont agglutinées, nous prescrivons un bain d'œil prolongé dans l'eau de *feuilles de noyer* aussi chaude qu'elle peut être supportée, dans le double but de ramollir les croûtes qu'on détache ensuite avec facilité par simple pression avec un linge fin et sec, et d'amoindrir la secrétion des glandes ou des follicules malades. Après le bain, on pratique une onction avec la glycérine pour assouplir les voiles palpébraux, et on continue les jours suivants les mêmes prescriptions.

Enfin, lorsque dans le cours du traitement l'inflammation reparaît nous la combattons de nouveau par la médication topique émolliente plus haut indiquée, pour revenir ensuite à l'usage des préparations spéciales dont nous venons de parler.

Nous croyons devoir ici appeler un instant l'attention sur les nombreuses pommades anti-ophthalmiques auxquelles le public accorde si volontiers une con-

fiance aveugle. La composition de toutes ces pommades, regardées comme des panacées universelles
applicables et appliquées dans tous les cas, nous est
aujourd'hui parfaitement connue. Toutes sont préparées
avec des substances pharmaceutiques que nous employons avec succès dans un grand nombre d'affections
des yeux ; cependant, comme elles renferment toutes
des matières grasses qui, en séjournant des années
entières dans les officines, finissent par y acquérir des
propriétés âcres et nuisibles à l'œil, nous croyons que
l'oculiste prudent doit éviter de les prescrire à cause
de leur état ordinaire de mauvaise conservation. Nous
formulons ci-dessous les plus réputées et les plus ven-
dues et nous conseillons de les faire fraîchement préparer
plus tôt que d'exposer les malades à se servir d'un
produit déjà détérioré.

COMPOSITION DE LA POMMADE DE LA VEUVE FARNIER.

Oxyde rouge d'hydrargire...........	30 centigrammes.
Acétate de plomb cristallisé..........	30 »
Beurre.............................	12 grammes.

COMPOSITION DE LA POMMADE DE LYON.

Onguent rosat.....................	16 grammes.
Oxyde rouge d'hydrargire...........	1 »

COMPOSITION DE LA POMMADE DE RÉGENT.

Oxyde rouge d'hydrargire..........	} àà 60 centigrammes.
Acétate de plomb cristallisé..........	
Camphre..........................	3 centigrammes.
Beurre frais lavé...................	12 grammes.

COMPOSITION DE LA POMMADE DE JANIN.

Précipité blanc....................	95 centigrammes.
Bol d'arménie.....................	2 grammes.
Tutie préparée....................	2 »
Graisse de porc...................	4 à 8 grammes.

A *la troisième période,* alors qu'il existe des ulcérations, nous usons de moyens plus énergiques, nous prescrivons :

> Nitrate d'argent.................... 1 gramme.
> Laudanum........................... 20 gouttes.
> Axonge............................. 6 grammes. (Mêlez.)

Ou bien :

> Sulfate de cuivre.................. 50 centigrammes.
> Axonge............................. 6 grammes. (Mêlez.)

Et nous faisons précéder et suivre l'application de ces pommades d'un bain d'œil prolongé dans l'eau de mauve ou l'eau tiède simplement.

Ces préparations se montrent souvent efficaces, mais nous leur préférons encore la cautérisation légère avec un crayon bien poli de sulfate de cuivre, ou bien à l'aide d'un pinceau imbibé de la solution suivante :

> Nitrate d'argent..... .... 4 grammes.
> Eau distilée....................... 8 » (Mêlez)

Enfin, lorsque cette médication échoue, nous n'hésitons pas à pratiquer l'arrachement des cils, opération que nous exécutons avec soin, en plusieurs séances et à quelques jours d'intervalle. Quand l'avulsion est faite, les préparations précédentes sffisent toujours pour résoudre l'engorgement, cicatriser les ulcèrations et, dans quelques cas plus heureux encore, pour favoriser l'apparition de cils longs et touffus dans leur position et leur direction normales. Nous pourrions citer l'observation de deux jeunes malades chez lesquels cette manœuvre opératoire nous donna un résultat si parfait que leurs traits, étrangement défigurés par l'absence complète des cils, prirent, après guérison, un aspect si différent que leur physionomie était devenue méconnaissable.

Nous ne nous étendrons pas davantage sur le traitement local de la blépharite. Le traitement général auquel nous allons consacrer quelques lignes est indispensable chez bien des sujets. En effet, nous avons remarqué déjà que la maladie se déclare de préférence chez les individus aux chairs molles, au teint pâle, à la face bouffie, à exubérance de lymphe, et qu'elle prend chez eux de tels droits que si l'on néglige de modifier leur constitution, la médication topique peut rester impuissante et les laisser sous le coup de récidives graves qui finissent par rendre l'affection incurable. Nous recourons alors en première ligne à l'*huile de foie de morue* ou à celle de *foie de squale*, à la *littorine* (1), substance composée récemment, préconisée pour remplacer les médicaments huileux dont la saveur nauséabonde rend l'administration difficile, impossible même chez quelques malades.

Dans le même but, nous conseillons aussi les préparations iodées et iodurées dont l'usage est devenu général depuis quelques années, et entre autres le *sirop d'écorces d'oranges amères à l'iodure de potassium préparé par Laroze*, le *sirop de Portal* additionné de quelques centigrammes d'iode et le *sirop de raifort iodé*. Enfin, nous avons encore les préparations de noyer, l'extrait des

______

(1) Il est à désirer que l'expérience sanctionne, à l'égard de ce médicament, les propriétés que l'analyse a permis de lui supposer Nous devons dire que dans les cas rares où nous avons eu l'occasion de l'expérimenter, nous lui avons reconnu des vertus anti-lymphatiques incontestables.

feuilles, par exemple, ou bien le mélange suivant dont nous avons retiré d'excellents résultats alors que chacun des médicaments qui le composent n'avaient pu produire isolément que de faibles améliorations.

Huile de foie de morue.	150 grammes.
Extrait de feuilles de noyer..........	20 »
Iodure de potassium.................	5 »
Extrait de quina....................	4 »
» de douce-amère............	4 »
Essence d'anis....	20 gouttes.
Sirop de miel.......	1 kilogramme. (Mêlez.)

Agitez et donnez aux enfants à la dose d'une cuillerée à café le matin à jeun ; aux adultes donnez à la dose de deux grandes cuillerées.

Nous associons à ces médicaments les tisanes de centaurée, de chicorée amère, de houblon, de racines de patience, de bardane, etc., etc.

Dans les mêmes circonstances, les ferrugineux, chez les jeunes malades surtout, nous rendent de grands services. Nous formulons le *fer réduit par l'hydrogène et préparé par Quevenne*, les *pilules de Blaud*, de *Vallet*, de *Blancard*, les *pastilles de lactate de fer*, le *sirop d'iodure de fer*, le *sirop de citrate de fer et de magnésie*, excellent médicament à conseiller aux personnes sujettes à la constipation que d'autres préparations ferrugineuses pourraient augmenter, enfin les eaux minérales de Spa, de Bussang et d'Orezza.

Pendant toute la durée du traitement, nous prescrivons, par intervalles, des purgatifs légers. Nous recommandons le suivant, agréable à prendre et d'un résultat presque toujours certain :

Magnésie calcinée.................	8 grammes.
Sirop de fleurs d'oranger.......... .	20 »
Eau de menthe poivrée.	20 »
Eau simple........................	60 » (Mêlez.)

On se trouvera bien aussi de l'eau de Sedlitz, de Pulna ou de la limonade magnésienne.

Chez les jeunes enfants nous employons beaucoup le sirop de rhubarbe, de fleurs de pêcher, de chicorée, les biscuits purgatifs ou le café de glands-doux au séné, qu'on prépare en prenant 10 grammes de poudre de glands-doux torréfiés et en passant dessus le liquide qui résulte de l'infusion à froid prolongée de 10 grammes de follicules de séné dans un verre d'eau. On le fait ensuite chauffer, on le sucre et on l'administre aux enfants qui le prennent sans répugnance.

Comme adjuvant, nous prescrivons un régime tonique et analeptique, composé de viandes rôties, de légumes frais, d'herbages, de vins généreux et nous recommandons aux malades de ne pas fatiguer leurs yeux par la lecture, l'application à un travail minutieux, l'action du feu ou du soleil. Nous leur conseillons aussi les promenades, l'exercice au grand air en ayant soin de s'abriter contre le vent, la poussière, la lumière vive à l'aide de conserves teinte neutre ou gris de lin. Nous proscrivons les couleurs bleues ou vertes.

DU FURONCLE ET DE L'ORGEOLET DES PAUPIÈRES.

Si nous confondons l'étude de ces deux maladies dans un même paragraphe, c'est qu'elles ont bien des caractères communs et que les différences peu sensibles qui les distinguent ne méritent pas de descriptions spéciales. La première se manifeste sur une partie quelconque de la paroi cutanée de la paupière. La seconde, au contraire, se développe toujours sur son bord libre. L'une peut atteindre un volume considérable; l'autre dépasse rarement la grosseur d'un grain d'orge. Toutes deux donnent lieu à des douleurs plus ou moins vives et peuvent également, si l'inflammation qui les accompagne est intense, contribuer à gêner, à abolir même momentanément les mouvements de la paupière. Enfin, toutes les deux se terminent par suppuration.

Le traitement du *furoncle* est basé sur le traitement des furoncles en général. Nous faisons appliquer de légers cataplasmes tièdes préparés avec les fleurs de mauve, l'oseille bouillie, les oignons de lis cuits sous la cendre et pilés ou la graine de lin sur laquelle on dépose une couche d'onguent de la mère. Enfin, lorsque la suppuration a entraîné le bourbillon, nous facilitons la sortie du pus par des pressions modérées à la base de la tumeur. Au début, on la fait quelquefois avorter en appliquant une petite sangsue sur le point où elle semble devoir se développer; on réussit également par des frictions avec l'alcool camphré ou l'alcoolature de quinquina.

L'*orgeolet* est fréquent chez les sujets lymphatiques dont la peau est fine et délicate. Il se montre souvent sous l'influence d'un état saburral de l'estomac, comme aussi chez quelques femmes peu de jours avant l'époque de la menstruation, et il n'est pas rare d'en voir apparaître plusieurs, soit isolément, soit à la fois. Sa marche est la même que celle du furoncle. Son traitement ne diffère pas; un biscuit trempé dans le lait, la pulpe d'une pomme cuite sont les moyens topiques les plus usités en pareil cas; mais si l'éruption paraît liée à un état gastrique, nous prescrivons un purgatif salin ou bien nous soumettons pendant plusieurs jours le malade à l'usage d'une dose légère de magnésie calcinée (50 centig.) prise le matin à jeun. Les toniques, les ferrugineux, les emménagogues sont préférables, lorsque elle paraît se rattacher à un trouble de la menstruation.

ANTHRAX BÉNIN DES PAUPIÈRES.

L'*anthrax bénin* est rare aux paupières. Il se présente sous la forme d'une tumeur semblable au furoncle, plus dure et plus volumineuse que celui-ci cependant, et offrant à son sommet un point grisâtre qui est plus tard éliminé par la suppuration. Il faut dès le début inciser profondément la tumeur, et appliquer ensuite les émollients, et les détersifs.

PUSTULE MALIGNE DES PAUPIÈRES.

La *pustule maligne* des paupières est une affection virulente de nature gangréneuse, fréquente dans certains pays et chez les individus en contact presque continuel avec les animaux ou leurs dépouilles. Aussi la rencontre-t-on surtout chez les bouchers, les tanneurs, les bergers, etc., etc. Elle se montre encore à la suite de la piqûre d'une mouche, ou d'un frêlon qui vient de suçer le sang d'un animal charboné, et parcourt toujours quatre périodes bien distinctes.

1re *période*. — La maladie débute par un point rouge semblable à une morsure de puce, puis la paupière se gonfle, s'œdématie et devient le siége de démangeaisons vives et de douleurs violentes. Le lendemain, le point rouge est remplacé par une petite vésicule brunâtre qui se rompt d'elle-même ou que le malade déchire, et sous laquelle apparaît un petit point noir de la grosseur d'une lentille.

2ᵉ période. — La deuxième période est marquée par l'induration des parties qui entourent ce point livide, par l'augmentation de la chaleur, de la cuisson, du gonflement et par l'apparition d'autres vésicules qui en se rompant laissent à leur place une escarre noirâtre qui s'étend en largeur et en profondeur.

3ᵉ et 4ᵉ périodes. — Dans ces périodes ultimes, la tuméfaction devient de plus en plus considérable, envahit les parties voisines et la fièvre s'allume; puis la soif devient vive, le pouls petit et inégal, et la langue sèche. Enfin, surviennent des nausées, du délire, puis le coma, la stupeur, enfin la mort. Ces quatre périodes se succèdent quelquefois avec une rapidité extrême. Dans d'autres cas, la maladie s'arrête après avoir atteint le premier ou le second degré, et il survient une inflammation de bonne nature qui favorise l'élimination des parties gangréneuses et laisse à leur place une plaie qui ne tarde pas à se cicatriser. Le malade guérit alors, mais presque toujours avec une perte de substance plus ou moins étendue de la paupière.

Le *traitement* de cette affection ne peut être vraiment efficace que dans les trois premières périodes; à la quatrième, il est toujours insuffisant.

Dans la première période, nous employons les lotions répétées avec :

    Décoction de quina................... 100 grammes.
    Alcool camphré.....................   50   »   (Mêlez.)

Ou de préférence encore :

    Perchlorure de fer à 30°............ 15 grammes.
    Acide citriqne....................   2   »
    Eau distillée......................   12   »   (Mêlez.)

Cette dernière lotion suffit souvent pour enrayer les progrès du mal.

Au commencement de la *seconde période*, nous recourons toujours à la cautérisation, soit avec un bouton de feu, soit avec la pâte de Canquoin.

On a préconisé aussi, à ce degré, le sulfate de cuivre délayé avec un jaune d'œuf, de manière à former une pâte molle qu'on applique sur de la charpie au centre de la tumeur et qui a l'avantage de ne pas laisser de cicatrice. Quelques médecins emploient encore une autre pâte préparée avec l'encens en larmes réduit en poudre fine et une suffisante quantité d'eau et d'alcool. On en renouvelle l'application toutes les quatre heures.

Dans les *troisième et quatrième périodes*, nous cautérisons énergiquement toutes les parties atteintes et nous combattons en même temps les symptômes généraux par des médicaments toniques, le quinquina en première ligne.

AFFECTIONS DARTREUSES DES PAUPIÈRES.

Ce que nous avons dit à l'article Dartres des sourcils s'applique également aux affections dartreuses des paupières. Les plus fréquentes sont l'*impetigo* et l'*eczé-*

ma. M. Cazenave a aussi décrit une variété de *psoriasis* qu'il appelle *psoriasis ophthalmique* et qui est caractérisée par de petites écailles blanchâtres qui donnent lieu à des exfoliations farineuses. Les angles des yeux semblent être le siége de prédilection de cette affection qui se développe de préférence chez les sujets au teint pâle et à la peau fine et blanche.

Dans ce cas, nous usons avec avantage des lotions avec la crême de lait et nous saupoudrons les parties atteintes avec le mélange suivant :

```
Camphre............ .............   2 grammes.
Oxyde blanc de zinc. ...............   4    »
Poudre de riz. ................ .. 100    »    (Mêlez.)
```

Nous formulons aussi les pommades rouges indiquées à l'article *Blépharite glanduleuse.*

Enfin, dans plusieurs cas de dartres eczémateuses qui résistent au traitement par les alcalins et par les moyens indiqués à la page 30, nous recommandons d'une manière particulière la préparation suivante :

```
Huile de tabac .............. ...   6 gouttes.
Précipité blanc..... ..............,   1 gramme.
Pommade aux concombres.......... 30    »    (Mêlez.)
```

CROÛTES LAITEUSES.

On désigne sous ce nom une affection particulière, propre à l'enfance, commençant par des pustules bientôt remplacées par des croûtes épaisses qui laissent suinter une humeur brunâtre. Cette maladie qui envahit le plus souvent le cuir chevelu, se rencontre aussi aux paupières où par sa persistance, elle peut occasionner de grands désordres.

Le traitement des *croûtes laiteuses* est fort simple. Nous faisons détacher les croûtes à l'aide d'onctions huileuses ou d'applications émollientes, ensuite nous lotionnons les parties envahies avec :

Bichlorure d'hydrargire.............	10 centigrammes.
Eau de goudron...................	30 grammes. (Mêlez.)

Nous avons encore réussi souvent en recouvrant les paupières malades avec une couche de la pâte suivante :

Poudre fine de charbon de bois........	5 grammes.	
Poudre de riz......................	5	»
Eau.............	Q. S.	(Mêlez.)

VERRUES DES PAUPIÈRES.

Les *verrues* qui se développent sur les paupières sont de petites tumeurs analogues aux verrues qui apparaissent sur les autres parties du corps. Les unes sont fixées à un pédicule, les autres reposent sur une base large. Elles n'offrent ordinairement aucune gravité et leur volume ne dépasse pas celui d'un petit pois. On peut chercher à les faire disparaître par des frictions pratiquées deux fois par jour avec :

Bichromate de potasse........	10 centigrammes.
Axonge...................	6 grammes. (Mêlez.)

Ces frictions doivent être continuées pendant deux mois environ. Au bout de ce temps, si ces petites tumeurs n'ont pas disparu et si elles ne gênent en rien les fonctions des paupières, nous conseillons de les abandonner à elles-mêmes. Si, au contraire, elles deviennent volumineuses et surtout si elles sont en nombre, nous engageons les malades à se décider à l'extirpation. Lorsqu'elles sont pédiculées, on saisit la tumeur avec une pince et on les retranche d'un seul coup avec des ciseaux courbes sur le plat. Si leur base est large et plate, on la circonscrit par deux incisions parallèles aux plis de la peau et on en réunit ensuite les bords par un ou deux points de suture.

Nous recommandons de ne pas user des sucs irritants, tels que *le lait du figuier* et le suc de la plante appelée *grande chélidoine* si employés jadis dans le traitement de ce genre de tumeurs. Ces sucs âcres enflamment et ulcèrent la verrue, et l'on voit quelquefois cette ulcération devenir le point de départ d'un véritable cancer.

GRÊLON.

Le *grélon*, appelé aussi *chalazion* par quelques auteurs, est un orgeolet qui n'a pas suppuré et qui a passé à l'état chronique. Il occupe le bord libre de la paupière et se présente sous la forme d'une petite tumeur dure de la grosseur d'un grain d'orge, sans changement de couleur à la peau. On rencontre quelquefois plusieurs grêlons juxtaposés comme les grains d'un chapelet.

Le traitement le plus prompt et le plus certain de ce genre de tumeurs est l'ablation, opération d'une exécution simple et toujours très-facile. Quant aux frictions conseillées par quelques auteurs, elles réussissent si rarement que nous nous dispenserons de les indiquer.

KYSTES DES PAUPIÈRES.

Les *kystes* des paupières sont des tumeurs qui se

rapprochent beaucoup par leur nature de celles qui ont été décrites dans le chapitre consacré aux maladies des sourcils.

Elles peuvent se développer dans toute l'étendue de la surface palpébrale, mais elles apparaissent de préférence sur le bord ciliaire. Elles renferment tantôt un liquide séreux de couleur citrine, tantôt un liquide épais et brunâtre comme du sang. Il en est aussi qui renferment une substance analogue à la graisse ou à des grains de semoule. Ces tumeurs progressent lentement, puis finissent par rester stationnaires après avoir atteint un certain volume qui toutefois ne dépasse pas celui d'une noix. Quelques-unes sont superficielles et n'adhèrent qu'à la peau. D'autres se développent aux dépens du tissu cellulaire sous-cutané, enfin il en est qui ont leur base d'implantation dans les couches plus profondes, sont soudées au tarse et ne jouissent pas de la mobilité qui caractérise les deux premières variétés. Ces kystes sont toujours indolents, et constituent une difformité désagréable qui gêne les mouvements des paupières et les fonctions de l'œil. Ils résultent le plus ordinairement d'un furoncle qui n'a pas suppuré et qui ne s'est pas résolu, ou bien de l'hypertrophie des glandes nombreuses qui font partie des éléments anatomiques de la paupière. Le traitement de ces tumeurs diffère suivant qu'elles sont superficielles ou profondes.

Si elles sont superficielles ou sous-cutanées, nous n'hésitons pas à les extirper. Si elles sont profondément adhérentes et qu'elles ne soient pas trop anciennes, nous conseillons quelques médicaments résolutifs :

1° Des applications fréquemment répétées de compresses imbibées de la solution suivante :

Hydrochlorate d'ammoniaque........ 15 grammes.
Eau distillée....................... 150   »   (Mêlez.)

2° Des frictions avec la pommade ci-dessous :

Perchlorure d'or................... 10 milligrammes.
Axonge.. .... 5 grammes.

3° L'emplâtre ci-dessous, dont on recouvre toute la surface de la tumeur :

Emplâtre simple. — 4 parties.

Incorporez : Camphre.. ....   )
             Savon.. ....   }   à à
             Extrait de ciguë.........   ) une partie.

Si la tumeur ne disparaît pas après un emploi persévérant de ces différents topiques, nous recourons aux méthodes chirurgicales, à la cautérisation ou à l'extirpation. C'est à l'opérateur d'appliquer le procédé qui lui paraît le plus convenable.

DES TUMEURS ÉRECTILES DES PAUPIÈRES.

Les *tumeurs érectiles* des paupières sont des tumeurs sanguines superficielles ou profondes, de forme et de volume variés, existant dès la naissance ou peu après sur le voile palpébral, ou bien apparaissant aussi, mais plus rarement, dans un âge avancé. Les unes sont artérielles, les autres sont veineuses, d'autres enfin sont constituées par un lacis capillaire, à la fois artériel et veineux.

La coloration des premières est d'un rouge vermeil ;

elles offrent des battements isochrones analogues aux pulsations du pouls. Les secondes affectent une teinte livide et une consistance molle. La troisième variété est reconnaissable à sa coloration brunâtre et à la résistance de son contenu. Enfin, un de leurs caractères distinctifs, c'est de diminuer de volume et même de disparaître complètement sous l'influence d'une pression prolongée.

Ces tumeurs restent parfois stationnaires ; mais elles ont quelquefois une marche rapide et sont susceptibles d'acquérir un volume considérable ; la peau alors distendue outre mesure peut s'ulcérer et si la tumeur est artérielle il s'en suit de fréquentes hémorrhagies dont les conséquences peuvent être graves.

Les méthodes de traitement dirigées contre ces tumeurs ont pour but soit d'oblitérer les vaisseaux qui les constituent, soit de les détruire sur place, soit enfin d'en pratiquer l'extirpation.

Lorsque c'est possible, nous faisons à l'aide de la seringue de Pravaz, une injection de perchlorure de fer, ou de la solution iodo-tannique préparée par Guillermond, pharmacien de Lyon ; mais, si des circonstances particulières s'opposent à l'emploi de ces procédés, nous pratiquons dans la tumeur des incisions multiples souscutanées avec une aiguille à cataracte.

Les autres méthodes de traitement sont la vaccination, l'acupuncture, la galvanopuncture, la cautérisation et l'excision. Nous n'entrerons pas dans leur appréciation.

Dans quelques cas, lorsque la tumeur est superfi-

cielle, ne progresse pas et offre un volume peu considérable, nous essayons, avant de faire intervenir la
chirurgie, certains moyens auxquels on doit quelques
guérisons, et qui, s'ils échouent, ne peuvent, en aucune
manière, exercer sur la marche de la maladie une
influence fâcheuse. Ce sont des applications de collodion
répétées tous les deux jours, ou bien de fréquentes
lotions avec l'eau végéto-minérale ou encore des frictions avec le doigt mouillé et imprégné de nitrate de
potasse en poudre. Ces divers expédients doivent toujours
être employés avec persévérance.

CANCER DES PAUPIÈRES.

Le *cancer* est une affection essentiellement caractérisée par une tendance continuelle à l'envahissement
et par la facilité avec laquelle elle se reproduit. Lorsqu'elle atteint les paupières, elle se présente d'ordinaire
sous la forme du *cancroïde*.

Elle débute soit par un tubercule peu apparent qui
se montre vers l'un des angles de la paupière et s'ulcère
ensuite, soit d'emblée par une petite plaie qui se recouvre bientôt d'une croûte qui laisse croire à une
guérison complète. Peu après cependant la croûte
arrachée ou détachée par le malade se renouvelle, puis
cicatrise encore et ainsi de suite. Plus tard, l'ulcération s'agrandit, sa surface devient dure et épaisse,
ses bords deviennent calleux, des douleurs vives et
lancinantes s'y font sentir, et la maladie reste longtemps
dans ces conditions, l'ulcère se cicatrisant en partie,
puis s'étendant de nouveau; enfin arrive le moment

où le mal s'accroît d'une manière si sensible que le nez, l'orbite, le globe de l'œil ne forment plus qu'une vaste plaie rougeâtre, saignant facilement et donnant lieu à une matière sanieuse toujours abondante. A cette époque, il se manifeste des symptômes plus alarmants : l'amaigrissement, la fièvre hectique, la teinte jaunâtre de la peau, la bouffissure ou les infiltrations séreuses révèlent l'influence de la maladie sur tout l'organisme. C'est alors que les malades tombent dans un état cachectique décrit sous le nom de *cachexie cancéreuse.* Enfin, la terminaison est presque toujours fatale.

Cette affection est rare chez les enfants. On la rencontre surtout chez des sujets de 40 à 60 ans et chez les femmes à l'époque critique. Il est même de croyance générale que les femmes y sont plus exposées que les hommes.

Les malades doivent recourir de bonne heure aux soins du médecin qui seront d'autant plus efficaces que le mal sera combattu à une époque plus rapprochée du début. Le traitement auquel nous les soumettons est *interne* et *externe* : le premier se compose de préparations mercurielles, de l'iode, de l'iodure de potassium à haute dose, un gramme, puis deux, trois, quatre, cinq grammes par jour, des arsenicaux, des granules d'arseniate d'or ou de soude, à la dose de 1 à 2 dans la journée, de la ciguë, des préparations de coincine, enfin de l'hydrothérapie, dont l'action bienfaisante s'étend sur tout l'organisme et facilite l'absorption des médicaments.

Le *traitement externe* consiste d'abord en applications de collodion, de pommades fondantes, puis, plus tard, en applications caustiques. La pâte arsenicale de Rousselot, celle des frères Côme et celle au chlorure de zinc sont les plus employées. En voici la formule :

Pâte de Rousselot : Sans-dragon................ 60 grammes.
                 Cinabre...................... 60   »
                 Arsenic blanc............... 6   »

Pâte des frères Côme : Cinabre...... .... 6 grammes.
                 Sans-dragon......... ... 3   »
                 Arsenic blanc.......... . 1   »
      Vieux cuir brûlé et réduit en poudre.. 1   »

Enfin, en dernier ressort, nous recourons à l'ablation des tissus cancéreux, opération qui se pratique suivant deux procédés particuliers.

Lorsque la maladie paraît au-dessus des ressources de l'art, il y a une dernière indication à remplir, c'est de calmer les douleurs, de pallier les accidents et de soulager l'existence des malades à l'aide des préparations opiacées que nous portons peu à peu à des doses élevées. Nous modérons en même temps la sécrétion sanieuse et purulente en recouvrant les parties cancéreuses de préparations astringentes d'écorce de chêne, de quinquina, d'alun, de noix de galle et de chlorure de chaux. Enfin, nous soutenons les forces des pauvres malades à l'aide d'un peu de bon vin, d'aliments restaurants, de décoctions toniques et de préparations de quina, de gentiane et de lichen d'Islande.

DE L'ENTROPION.

On appelle *Entropion* un état morbide caractérisé par renversement en dedans du bord libre des paupières.

Les deux voiles palpébraux peuvent en être affectés simultanément; le plus souvent cependant la maladie n'existe qu'à un seul. L'entropion peut aussi être total ou partiel suivant qu'il atteint la totalité ou une portion seulement du bord libre de la paupière. Il siége, en effet, plus fréquemment à l'angle externe qu'à l'angle interne de l'œil.

Cette maladie a des causes nombreuses. Elle peut être produite par une destruction partielle de la conjonctive palpébrale, d'où s'ensuit un racourcissement de cette dernière membrane qui a pour effet d'enrouler en dedans, plus ou moins complètement, le bord libre de la paupière, ou bien elle peut succéder à un abcès et à un phlegmon. On la voit aussi se produire sous l'influence d'un état spasmodique des muscles orbiculaires ou à la suite d'ophthalmies opiniâtres, de la blépharite glanduleuse, par exemple, à la paupière supérieure surtout, alors que le tarse se ramollit, se déforme et se replie en dedans en entraînant les cils. Cette variété de l'entropion a été appelée *entropion tarsien*. Il y a encore 'entropion *sénile*, ainsi nommé parce que chez les ieillards la peau de la paupière ayant quelquefois une tendue relativement plus considérable que la muueuse, celle-ci a dès lors une tendance à attirer à elle a surface cutanée et par cela même à l'enrouler en edans. Enfin, nous signalerons en dernier lieu l'entro-ion dû à une tumeur qui comprime le bord ciliaire de 'a paupière, ou à une compression faite sur le globe de œil par un chirurgien mal habile.

Cette maladie n'a pas de traitement médical. C'est

toujours par des moyens chirurgicaux tendant à faire cesser la cause productrice qu'on arrive à en triompher.

DE L'ECTROPION.

L'*ectropion* est le contraire de la maladie précédente. Il est caractérisé par le renversement en-dehors du bord libre de la paupière. Il est fréquent à la paupière inférieure et peut être total ou partiel. Dans ce cas, son lieu d'élection est l'angle externe de l'œil ; quelquefois aussi les deux paupières en sont atteintes et cet état pathologique porte le nom d'*œil de lièvre*. La maladie offre trois degrès différents : Le premier constitué par le simple éloignement du bord palpébral de la surface de l'œil ; le second, par l'évasement du tarse au point de laisser voir à nu toute la surface interne de la muqueuse ; le troisième enfin par son renversement complet de manière à rendre externe toute la face conjonctivale.

Les symptômes qui accompagnent cette affection sont le larmoiement et l'irritation de la conjonctive qui, exposée sans cesse au contact de l'air, se boursoufle, s'ulcère, devient fongueuse ou granuleuse, s'hypertrophie et finit par prendre l'aspect des cartilages ; le tarse est alors fixé sur la joue comme un croissant.

Les causes les plus fréquentes de cette infirmité dégoûtante sont les conjonctivites chroniques, les ophthalmies purulentes, les cicatrices vicieuses, des blessures, des abcès, des brûlures, enfin la carie et la nécrose des parois orbitaires.

Abandonnée à elle-même, elle entraine à la longue la perte de la vue à cause des inflammations répétées qui se succèdent dans le globe oculaire privé sans cesse de ses appareils de protection.

Le traitement de l'ectropion est comme celui de l'entropion du ressort de la chirurgie qui dispose d'autant de méthodes qu'il y a de causes susceptibles de le produire. Dans quelques cas, une cautérisation légère est suffisante ; dans d'autres il faut faire l'excision d'une portion de la muqueuse ; enfin, lorsque la paupière renversée ne peut pas recouvrir le globe de l'œil, il faut, comme dernière ressource, enlever la totalité de la cicatrice et la remplacer par un lambeau de peau saine empruntée aux parties voisines. C'est, en un mot, ur e nouvelle paupière à façonner. Cette méthode opératoire porte le nom de *blépharoplastie*.

Elle a été exécutée pour la première fois par Græfe père, oculiste allemand, au commencement de ce siècle. Depuis lors, elle a été perfectionnée et exécutée par des procédés variés se rattachant tous aux trois grandes méthodes connues sous les noms de *méthode Indienne*, de *méthode Française* et de *méthode espagnole*. Ils ne diffèrent d'ailleurs que par le lieu où l'on emprunte le lambeau et par la manière de le transplanter ou de le faire glisser sur la perte de substance qu'il est appelé à combler.

ANKYLOBLÉPHARON, SYMBLÉPHARON.

A la suite de brûlures, de blessures et d'ulcérations, les bords de la paupière peuvent devenir adhérents

entre eux, le globe de l'œil restant libre, ou bien adhérents entre eux et au globe oculaire à la fois. Le
premier mode d'adhésion est appelé *ankyloblépharon*;
le second est quelquefois congénital et s'appelle *symblé-
pharon*. Le traitement de ces deux états pathologiques
des paupières est tout chirurgical.

BLÉPHAROPHIMOSIS.

Le *Blépharophimosis* est le retrécissement des paupières dépendant de la contracture des muscles orbiculaires. Les sujets qui en sont atteints paraissent avoir
l'œil plus petit, plus enfoncé dans l'orbite et ont une
physionomie singulière, surtout lorsque l'occlusion des
paupières permet à peine d'apercevoir le globe de l'œil.
Le plus souvent le blépharophimosis est congénital.
Son traitement est aussi du domaine de la chirurgie.

Pour terminer ce qui a trait aux affections des paupières, nous signalerons encore : 1º le *ptosis* ou chûte
de la paupière supérieure; 2º l'*épicanthus*, difformité
rare, qui consiste dans le prolongement de la peau de la
racine du nez au devant de la caroncule lacrymale sous
forme d'un repli semi-lunaire analogue à une troisième
paupière; 3º le *trichiasis* et le *districhiasis*, affections
essentiellement chirurgicales caractérisées, la première, par le renversement des cils normaux, et la seconde
par une rangée supplémentaire de cils anormaux qui
surmontent le bord supérieur du cartilage tarse. Celle-ci
est toujours congénitale, celle-là est une conséquence
nécessaire de l'entropion; 4º enfin, le *clignotement des
paupières (nictitatio)* qui dépend tantôt de l'absence

des cils et de l'irritation permanente du bord marginal des paupières, tantôt d'une affection spasmodique, d'une névrose à forme de tic dont l'analogue s'observe souvent dans les muscles d'autres régions de l'économie et plus particulièrement du nez et de la bouche. Ce clignotement nerveux est incurable dans quelques cas, mais guérit quelquefois très-bien sous l'influence d'un traitement antiphlogistique, de bains, de sulfate de quinine et de vésicatoires volants.

Lorsqu'il dépend de l'absence des cils et de la phlogose chronique des bords de la paupière, il faut s'efforcer de combattre l'état inflamatoire et de protéger l'œil contre l'action trop vive de la lumière à l'aide de conserves colorées.

CHAPITRE III.

Maladies des Organes lacrymaux.

Nous avons vu dans la première partie de cet ouvrage ue l'appareil lacrymal se composait d'éléments anatomiques à fonctions diverses, les uns générateurs des armes, les autres destinés à les charrier au dehors. Ces ifférentes parties, la glande lacrymale, les points et es conduits lacrymaux, le sac lacrymal, le canal asal deviennent fréquemment le siége de maladies difficiles à guérir. Nous allons les passer successivement en revue par ordre anatomique.

§ 1er. — MALADIES DES ORGANES LACRYMAUX SÉCRÉTEURS.

Troubles de la sécrétion des larmes.

La sécrétion de la glande lacrymale peut être augmentée, ce qui constitue le *larmoiement* ou bien être complètement supprimée, c'est le *Xérôme*. Ces deux états pathologiques qui ne sont, le plus souvent que les symptômes de différents états morbides de l'œil et plus particulièrement de la conjonctive, s'observent aussi sous l'influence de certaines affections morales et d'émotions violentes. Il faut employer pour les guérir des moyens qui s'adressent à la maladie principale qui les tient sous sa dépendance directe.

Inflammation de la glande lacrymale.

L'inflammation de la glande lacrymale est une maladie rare; elle est occasionnée par un coup, une blessure, une impression de froid et se déclare de préférence chez les sujets lymphatiques. Ses symptômes sont la douleur et le gonflement progressif à l'angle orbitaire externe, la sécheresse de l'œil qui se trouve repoussé petit à petit en dedans et en bas, la tension et la rougeur de la peau avoisinante, puis la douleur pulsative, un état fébrile général et la formation d'une quantité plus ou moins considérable de pus jusqu'à ce que le bistouri lui ait ouvert une issue au dehors. Dans quelques cas heureux, l'inflammation se résout et tous les symptômes s'évanouissent. Mais si la suppuration s'établit, elle peut être suivie à la paupière supérieure d'un suintement qui persiste pendant longtemps et qui est l'indice certain d'une fistule.

Le traitement de l'inflammation de la glande lacrymale consiste en applications répétées d'un petit nombre de sangsues sur la région malade jusqu'à ce que la douleur et la tuméfaction inflammatoire se soient dissipées. Employée dès le début, cette médication est toujours suivie d'une amélioration rapide et il ne reste plus qu'à accélérer la résolution de la tumeur par une compression légère et des frictions fondantes avec :

> Iodure de plomb.............	4 grammes.
> Chlorhydrate d'ammoniaque...	4	»
> Axonge.....................	30	»	(Mêlez.)

Si ces moyens ne peuvent être employés ou qu'ils échouent dans les résultats qu'on est en droit d'en attendre, nous faisons appliquer des cataplasmes émollients jusqu'à ce que la suppuration soit complètement formée, puis nous évacuons le pus par une ponction faite avec l'extrémité de la lancette. Nous prescrivons ensuite la pommade précédente dans le but de résoudre l'induration qui succède à la cicatrisation du foyer purulent.

Fistule de la glande lacrymale.

Nous avons vu déjà que cette maladie pouvait être le résultat d'un abcès de la glande lacrymale. Elle peut aussi survenir à la suite d'une ulcération, d'une brû-

lure, d'un lésion traumatique quelconque de la paupière
supérieure. Elle est caractérisée anatomiquement par
un petit conduit filiforme aboutissant d'une part à la
glande lacrymale et de l'autre à la face cutanée de la
paupière vers l'angle orbitaire externe. Par l'orifice
extérieur de ce conduit, s'écoule sans cesse un fluide
clair et transparent qui humecte la surface du voile palpébral et oblige le malade à l'étancher à chaque instant.
Cette maladie est rare, sa guérison est difficile à obtenir, cependant on paraît avoir réussi plusieurs fois par
la cautérisation à l'aide d'une aiguille à tricoter rougie
à blanc. Pour nous, nous croyons plus sage de nous
abstenir de tout traitement, car cette méthode peut
donner à regretter de bien graves accidents.

Oblitération des conduits excréteurs.

L'*oblitération* des conduits excréteurs est causée par
une brûlure, une lésion traumatique dans le voisinage
de la glande lacrymale, ou bien encore par une inflammation chronique de l'œil qui a déterminé des adhérences entre celui-ci et les paupières. Dans quelques cas,
un seul conduit est oblitéré ou rétréci, dans d'autres,
la maladie s'étend à plusieurs d'entre eux et s'accompagne d'un sentiment de sécheresse à la surface du
globe oculaire, de rougeur de la conjonctive, de gêne
dans les mouvements des paupières et plus tard de
trouble de la cornée.

Nous ne nous occuperons pas plus du traitement de
cette affection que de celui d'autres maladies qui peuvent se développer au sein des organes excréteurs des

larmes, telles que tumeurs, kystes séreux et hydati-
ques, hypertrophie et cancers squirrheux et encéphaloïde. La chirurgie peut seule intervenir avec fruit dans
leur traitement, et nous croyons devoir passer sous silence les procédés opératoires applicables à chaque cas
particulier.

§ 2. — MALADIES DES ORGANES LACRYMAUX EXCRÉTEURS.

Les maladies des organes excréteurs sont de beaucoup plus importantes que celles qui précèdent. Les
plus communes sont l'*atonie et l'occlusion des points et
des conduits lacrymaux*, *l'inflammation aiguë du sac
lacrymal*, *la tumeur et la fistule lacrymales*.

Atonie des points et des conduits lacrymaux.

Les points et les conduits lacrymaux quoique bien
ouverts et libres dans toute leur étendue, perdent
quelquefois la faculté d'absorber les larmes. Cet état
particulier qui porte le nom d'*atonie* s'accompagne de
larmoiement et de sécheresse de la narine correspondante, ce qui est facile à comprendre si on se rappelle
le mécanisme de la marche du fluide lacrymal On l'observe chez les vieillards par le fait du relâchement de
tous les tissus de l'économie dans la dernière période de
la vie, et chez les adultes à la suite de l'usage des son-
des et d'injections trop souvent pratiquées dans ces
petits conduits. Il est aussi un symptôme de certaines
paralysies des muscles de la face.

Le traitement de cette maladie consiste en lotions astringentes telles que :

> Sulfate de zinc............... 20 centigrammes.
> Eau de plantain .... 100 grammes. (Mêlez.)

Ou en frictions excitantes avec l'alcool camphré et l'eau de cologne étendus d'eau.

Oblitération et obstruction des points et des conduits lacrymaux.

L'*oblitération* et l'*obstruction* des points et conduits lacrymaux s'accompagnent d'un larmoiement abondant qui peut disparaître à la longue. Lorsque la maladie dépend d'un corps étranger, d'un cil déplacé, d'une concrétion pierreuse, nous procédons à leur extraction, mais si l'occlusion est complète, nous l'abandonnons à elle-même. Ces affections n'offrent d'ailleurs aucune gravité.

Dacryocystite aiguë.

La *Dacryocystite* est l'inflammation aiguë du sac lacrymal. C'est une maladie commune. Elle s'annonce par de la chaleur, de la rougeur, et de la douleur dans la région du grand angle de l'œil, phénomènes qui sont bientôt suivis de l'apparition d'une tumeur irrégulière et dure, quelquefois bilobée et de la grosseur d'une fève. Si la phlogose n'est pas arrêtée dans sa marche par des moyens énergiques, la tuméfaction s'étend aux paupières, au nez, à toute la face, et l'œil devient larmoyant et s'injecte. En même temps, la tumeur orbitaire prend plus de volume, est le siége de douleurs pulsatives violentes et au bout de peu de jours la peau qui la recouvre s'amincit et s'excorie ensuite pour laisser une issue à la matière purulente qui s'est formée à l'intérieur du sac. Si, au contraire, la tumeur se résout, ce qui est le cas le plus heureux, tous les phénomènes pathologiques disparaissent promptement.

Les causes de la dacryocystite phlegmoneuse sont peu connues. La maladie paraît se développer le plus souvent par suite de l'extension au sac lacrymal d'une inflammation de la muqueuse palpébrale ou nasale. Elle survient aussi après une contusion sur l'angle interne de l'œil, ou une impression d'air froid.

Nous traitons cette affection au début par des applications répétées de sangsues sur le siége du mal, et même dans la fosse nasale correspondante. Nous prescrivons ensuite quelques purgations énergiques et nous ne tardons pas ainsi à nous rendre maître des symptômes inflammatoires. Si cette médication ne s'est pas opposée à la suppuration, nous prescrivons des cataplasmes émollients et nous donnons issue au pus par une incision à la partie la plus déclive de la tumeur. Nous appliquons ensuite, si besoin est, le traitement de la fistule lacrymale.

Dacryocystite chronique. — Tumeur et fistule du sac lacrymal.

Cette affection a une plus grande fréquence que la précédente. Elle reconnaît pour cause habituelle une irritation sourde et lente de la muqueuse qui tapisse les voies lacrymales. Sous l'influence de cet état phlogistique, cette membrane s'épaissit, se gonfle et comme elle n'est entourée que de parois osseuses résistantes, la tuméfaction intérieure s'accroît peu à peu et finit par obstruer complètement le canal nasal. On comprend, dès-lors, que les larmes s'accumulant dans la partie supérieure, c'est-à-dire dans le sac, y formeront une tumeur, qui, plus tard, si la muqueuse s'enflamme deviendra un abcès dont l'ouverture se fera au dehors et produira une fistule. Tel est le mécanisme le plus ordinaire de la formation de la tumeur et de la fistule lacrymales, qui ne sont qu'une seule et même maladie à deux périodes différentes.

Dans quelques cas cependant, le sac est seul enflammé et le mécanisme est encore plus simple; mais dans d'autres la fistule est plus compliquée et se rattache à des fongosités, à un polype, à des dénudations osseuses, à une carie, à une nécrose, etc., ce qui constitue autant de variétés d'une importance majeure au point de vue du choix du traitement.

Les causes des tumeurs lacrymales sont très nombreuses.

Quelquefois elles sont dues à une affection exanthématique, telle que la scarlatine, la variole, la rougeole, etc. D'autrefois, au contraire, elles sont la conséquence de conjonctivites palpébrales invétérées, d'inflammation des os et du périoste, de concrétions calculeuses nées dans le sac lacrymal, qui semblables à un corps étranger, irritent la muqueuse qui se tuméfie et obstrue le canal; enfin on a vu aussi des tumeurs lacrymales déterminées par l'obstruction de l'orifice inférieur du canal nasal par un corps étranger arrêté dans la narine.

Toutes les causes que nous venons d'énumérer sont susceptibles de produire la tumeur et la fistule lacrymales, mais nous sommes forcés de reconnaître que, le plus souvent, si ces causes ont une part dans leur formation, la plus grande peut-être revient au principe diathésique dont est entachée la constitution de beaucoup de malades. La diathèse strumeuse et la diathèse syphilitique sont celles, en effet, qui escortent presque toujours ces affections. Nous verrons plus loin à propos du traitement que les indications générales qui s'adressent à ces états morbides spécifiques suffisent quelquefois pour conduire à la guérison.

Symptômes. — Le début de la maladie échappe souvent aux malades qui, pendant longtemps n'éprouvent qu'un larmoiement léger qui augmente et diminue par intervalles et se prononce plus en hiver qu'en été, saison pendant laquelle il devient beaucoup moins considérable. L'action d'une lumière vive, le vent, la poussière accroissent beaucoup l'intensité de ce phénomène qui ne tarde pas à s'accompagner d'un peu de sécheresse de la narine correspondante au côté malade, le plus souvent le côté gauche, car la tumeur lacrymale est rare à droite. Au bout d'un temps plus ou moins long, la peau et les tissus sous-jacents sont légèrement empâtés et gonflés, et en les comprimant avec la pulpe du doigt, on voit refluer par les points lacrymaux un liquide transparent ou blanchâtre qui n'est autre que le fluide lacrymal altéré dans sa composition par son mélange avec la secrétion pathologique de la muqueuse qui tapisse le sac. A cette époque, la tumeur lacrymale est constituée, et cependant il est bien des malades qui n'ont pas encore réclamé les secours de l'art.

La tumeur une fois formée augmente peu à peu de volume et finit par acquérir la grosseur d'une petite fève; en la comprimant elle se vide et disparaît en laissant passer, soit par le nez, soit par les points lacrymaux, un liquide qui est quelquefois filant comme le blanc d'œuf. Arrivée à cette période, la maladie peut rester stationnaire plusieurs années, toute la vie même et guérir radicalement toute seule comme on l'observe chez les jeunes sujets. Dans la majorité des cas cependant, elle ne s'arrête pas et progresse dans sa marche. La sécrétion devient purulente et si elle ne peut être complètement évacuée au-dehors, une inflammation plus ou moins vive se déclare, la peau rougit, puis s'amincit, s'ulcère, et la tumeur se vide spontanément par cette ouverture. Ces crises inflammatoires réitérées à des intervalles rapprochés se terminent par l'établissement d'un ou de plusieurs trajets fistuleux d'où s'échappe sans cesse une matière purulente qui irrite les parties voisines, rend les bords de l'orifice cutané durs et calleux et peut même nécroser ou carier les os qui forment les parois du sac et du canal nasal.

La marche de cette affection est essentiellement chronique. Abandonnée à elle-même, elle a peu de tendance à guérir, si ce n'est chez les enfants, comme nous l'avons déjà dit, alors que sous l'influence de l'âge et du développement du corps le canal nasal s'élargit et

les larmes reprennent leur cours. Dans toute autre circonstance, la maladie persiste et se joue quelquefois des
médications les plus énergiques et les plus rationnelles.

DU DIAGNOSTIC DIFFÉRENTIEL DE LA TUMEUR ET DE LA FISTULE LACRYMALES.

Nous venons de voir que la tumeur lacrymale consis-
tait dans une distension plus ou moins considérable du
sac, accompagnée de sécheresse de la narine correspondante, de larmoiement, d'altération dans la nature des
larmes, de changement dans la coloration de la peau de
la région, de démangeaisons et de gêne dans le grand
angle de l'œil, enfin dans la production d'une tumeur
pouvant donner lieu, par la pression, à la sortie d'un
liquide muco-purulent, soit par les points lacrymaux,
soit par les fosses nasales.

Dans quelques cas la pression ne fait rien refluer,
et cependant le doigt a la sensation d'un liquide accumulé dans la région du sac ; la maladie porte alors le
nom d'hydropisie enkystée ou de *tumeur lacrymale enkystée*. Il ne faut pas la confondre avec la tumeur lacrymale dont nous venons de faire la description.

Dans quelques circonstances aussi il peut être difficile
de différencier une tumeur lacrymale d'une fistule.
Il suffit pour cela de remarquer que dans la tumeur
l'écoulement qui se produit par le sac manque tout à
fait tandis qu'il existe dans la fistule. Réciproquement,
il est des fistules qui, au premier abord, en imposent
pour une tumeur, ce sont les fistules *capillaires*, ainsi
nommées à cause de l'étroitesse du trajet fistuleux.

Dans ce cas, en effet, il y a tumeur et fistule à la fois et la réunion de ces deux degrés de la même affection rend la maladie très incommode, car la tumeur se remplit sans cesse et le malade est obligé d'en évacuer, à chaque instant, le contenu par des pressions répétées.

On peut confondre aussi la tumeur lacrymale avec le début d'un abcès extérieur au sac, car l'inflammation qui envahit les tissus placés au-devant et en-dehors de lui, produit également du gonflement, de la rougeur, une injection anormale des paupières et de la conjonctive oculaire, une sécrétion plus abondante de larmes et de la sécheresse dans la narine. En pareil cas, on pratique une injection d'eau tiède par le canal nasal, et si le liquide injecté reflue par les points lacrymaux on en conclue que le sac est libre et n'est par conséquent pas le siége de la maladie. On peut aussi comprimer le sac et s'assurer s'il y a écoulement d'un liquide quelconque par les points lacrymaux. Ces deux épreuves dissipent les doutes et affermissent le diagnostic. Si on reconnaît un abcès extérieur, on le ponctionne au plus tôt en ayant soin de ne pas agir trop profondément pour ne pas intéresser le sac lacrymal.

Des kystes situés au-devant du sac ont aussi fait commettre quelques erreurs. Pour éloigner toute incertitude, on remonte aux antécédents et on observe que ces kystes s'établissent toujours sans larmoiement, phénomène constant dans les affections du sac lacrymal. En outre, ces kystes sont toujours indolents, tandis que dans bien des cas une irritation légère accompagne les tumeurs lacrymales. L'injection par le canal nasal montre aussi que les voies lacrymales sont libres, la pression exercée avec le doigt ne fait rien refluer par les points lacrymaux et on ne rencontre ni la mobilité caractéristique des kystes ni les variations de volume qui sont constantes dans les maladies du sac.

Ces caractères différentiels, sont résumés dans le tableau suivant :

TUMEUR LACRYMALE.	KYSTE DANS LA RÉGION DU SAC.
Elle débute toujours par du larmoiement, s'accompagne de sécheresse de la narine, et présente souvent un peu d'inflammation, la pression donne issue à un liquide, l'injection ne pénètre pas dans les voies lacrymales, la tumeur est fixe et change souvent de volume.	Il n'y a jamais de larmoiement, point de sécheresse de la narine, point d'inflammation, la pression ne donne lieu à la sortie d'aucun liquide ; l'injection pénètre aisément dans les voies lacrymales, la tumeur est souvent mobile et ne varie pas dans son volume.

On voit aussi dans la même région des tumeurs fibreuses, des exostoses en imposer pour une **tumeur lacrymale**. On les distingue avec facilité.

Enfin, on signale encore comme pouvant donner lieu à des méprises, de petites fistules résultat d'un abcés développé à l'angle interne de l'œil qu'on a laissé percer de lui même et qui a été négligé ensuite. Les malades disent bien qu'au début ils ont éprouvé du larmoiement, mais si on les interroge avec soin, ils avouent que le larmoiement a disparu dès que l'abcès a été ouvert. Le larmoiement tient, dans des cas pareils, à l'extension de l'inflammation à la muqueuse qui tapisse les points et conduits lacrymaux. Aussi lorsqu'elle a disparu, les organes reprennent leurs fonctions et le larmoiement cesse. il est utile néanmoins de sonder le trajet fistuleux et si le stylet ne peut s'y engager pro-

fondément on peut en conclure que le sac est intact.
Enfin, pour acquérir plus de certitude, on peut pratiquer une injection.

Traitement médical.

Bien des oculistes et des chirurgiens attaquent d'emblée la tumeur et la fistule du sac lacrymal par des
procédés opératoires. Chacun emploie, en pareil cas, la
méthode avec laquelle il s'est le plus familiarisé. Cette
pratique qui ne conduit que rarement à des résultats
heureux, doit être condamnée et abandonnée à sa juste
valeur. Pour nous, nous sommes persuadés que l'affection locale ne peut disparaître que si l'on en combat
énergiquement la cause et que les médications générales ont une plus large part dans la guérison que les
méthodes chirurgicales sans nombre qui encombrent les
traités les plus scientifiques. Lors donc que nous avons
diagnostiqué la tumeur ou la fistule lacrymales, nous
jetons un coup d'œil sur le tempérament du sujet et
nous recherchons les relations qui existent entre l'affection locale et les vices diathésiques dont sa constitution peut être entâchée.

Notre traitement se compose alors de deux ordres de
moyens, les premiers adressés à l'état local *médicaux*
ou *chirurgicaux* suivant la période du mal ; les seconds
médicaux adressés à l'état général. Nous allons exposer
les uns et les autres dans des paragraphes spéciaux.

1° *Médication locale.*

La médication locale consiste en frictions sur la région du sac et l'aile du nez avec des pommades résolu-

tives telles que la pommade à l'iodure de plomb dont nous
avons donné la formule page 69, et en fumigations dirigées dans la fosse nasale du côté malade. Ces fumigations, que l'on renouvelle plusieurs fois par jour,
agissent directement sur la muqueuse, diminuent son
état inflammatoire, rendent les liquides accumulés
moins consistants et facilitent le cours des larmes. Nous
recommandons, pour cet usage, l'infusion de fleurs de
mauve, ou de tilleul, puis celle de plantes un peu excitantes telles que le thym, la sauge, la lavande, le romarin. Plus tard enfin, on les additionne de quelques cuillerées d'alcool camphré, d'eau de cologne, ou de vinaigre
aromatique.

Voici la manière de procéder.

Après avoir préparé l'infusion dans une fiole hermétiquement fermée, et l'avoir répandue dans un vase
recouvert par la large ouverture d'un entonnoir, le malade dirige l'extrémité la plus étroite de ce dernier dans
sa narine du côté correspondant à la tumeur, subit la
fumigation pendant dix minutes ou un quart d'heure
environ, et se mouche ensuite ; il termine enfin l'opération en reniflant une certaine quantité du liquide qui a
servi à la fumigation, ou bien d'une décoction de feuilles de noyer, de feuilles d'olivier, de bourgeons de sa-
pin, ou encore d'une solution très étendue de *liqueur de
Labarraque*. Quelques oculistes allemands préconisent
aussi la préparation suivante :

Manne en larmes...................... 4 grammes.
Faites dissoudre dans lait de vache........ 100 grammes.

D'autres se louent de l'application répétée tous les

huit jours d'une ou deux sangsues dans une des fosses nasales.

D'autres enfin vantent les bons effets des poudres sternutatoires préparées avec le calomel, l'alun, l'oxyde rouge, le sucre candi qui ont pour résultat de dégager les parties obstruées.

La médication locale s'applique également à l'œil; elle consiste en fomentations pratiquées le soir au moment du coucher avec une compresse de linge fin imbibée d'un liquide ayant une action spéciale sur les muqueuses, par exemple une solution légère de nitrate d'argent, ou d'extrait de Saturne. Quand aux pommades aux sels de plomb et d'argent, qu'emploient quelques oculistes, nous ne leur avons jamais reconnu d'avantages bien réels et nous les avons bannies de notre pratique. Il en est de même des injections faites par les points lacrymaux avec la *seringue d'Anel*, nous les croyons toujours inutiles, souvent nuisibles, et nous avons renoncé à les conseiller.

1° *Médication générale.*

Les agents pharmaceutiques applicables au traitement général de la tumeur et de la fistule lacrymales rentrent dans la catégorie des anti-scrofuleux, des anti-syphilitiques, antidartreux, etc. dont nous avons déjà dans plusieurs paragraphes de cet ouvrage mentionné bon nombre de préparations. L'importance de la question nous engage cependant à ajouter encore quelque chose.

Dans les cas de constitutions scrofuleuses, les

préparations d'iode, d'antimoine, de baryte sont celles auxquelles nous recourons de préférence. Nous avons même reconnu l'utilité de varier ces substances et de les employer alternativement lorsque l'usage un peu prolongé de l'une d'elles semble en avoir affaibli l'action. Nous prescrivons souvent les *pilules de Plummer* après lesquelles nous en venons aux médicaments iodés; nous les formulons ainsi :

> Soufre doré d'antimoine.. 2 grammes.
> Calomélas .... 2 grammes.

divisez en 100 pilules et prenez 2 à 3 par jour.

Nous citerons encore la formule de M. Sichel:

> Othiops antimonial..................)
> Magnésie. .... } ââ 4 grammes.
> Rhubarbe..........................)

Mêlez et divisez en 20 paquets dont on prend deux par jour : un soir et matin.

Nous recommandons dans le cours du traitement les purgations avec la magnésie, substance qui a la propriété de neutraliser l'excès d'acide qui chez les scrofuleux altère la qualité des sucs gastriques. Donnée de quinze en quinze jours à la dose de 6 à 8 grammes, elle exerce sur l'estomac une action tonique et excitante nécessaire chez les sujets à tempérament lymphatique, dont les fonctions gastriques sont si souvent languissantes.

Dans le cas d'affection syphilitique ancienne, nous retirons de grands avantages de la préparation suivante qui est toujours bien supportée par les malades.

> Iodure de potassium.................... 15 grammes.
> Biiodure d'hydrargire.................. 15 centigrammes.
> Sirop de saponaire .... 500 grammes. (Mêlez.)

On en prend une cuillerée à bouche soir et matin dans une tasse de tisane de racines sudorifiques comme la douce amère, la patience, le gayac. Enfin, dans les cas les plus rebelles, les préparations aurifères produisent quelquefois des cures merveilleuses. Nous avons plus haut formulé une de ces préparations ; la plus usitée est la suivante :

Chlorure d'or et de sodium............	10 centigrammes.
Poudre d'amidon.....................	2 grammes.
Gomme en poudre.	50 centigrammes.
Eau distillée.......................	a. s. divisez en 100 pilul.

Le malade pratique chaque soir avec une de ces pilules une friction légère sur la langue et les gencives et avale la salive après la friction.

Dans le cas de diathèse dartreuse, les préparations sulfureuses et arsénicales indiquées déjà dans d'autres parties de ce travail, sont celles auxquelles nous accordons le plus de confiance. Enfin nous recommandons d'insister sur le régime, l'exercice, les promenades au grand air et l'hydrothérapie simple ou minérale au besoin.

3° *Traitement chirurgical.*

Les procédés chirurgicaux appliqués au traitement de la tumeur et de la fistule du sac lacrymal sont des plus nombreux. La plupart ont pour but de ramener les voies lacrymales obstruées à leur état normal par des injections, ou des instruments de dilatation introduits soit dans les conduits lacrymaux, soit par l'orifice inférieur du canal nasal, soit par l'ouverture artificielle du sac. L'insuccès de la plupart de ces méthodes de dilatation leur a valu des modifications sans nombre portant surtout sur le choix de l'appareil destiné à dilater le passage des larmes; quelques chirurgiens ont employé des bougies, d'autres des cordes à boyaux, d'autres encore des mèches, puis des canules, tout enfin a été essayé. La description de ces procédés sur lesquels on pourrait écrire des volumes et auxquels se rattachent quelques noms justement célèbres dans les annales chirurgicales, cette description, dis-je, ne sera point détaillée dans cet ouvrage.

Nous signalerons cependant les procédés principaux encore appliqués aujourd'hui par quelques chirurgiens, ce sont :

1° La dilatation temporaire au moyen de la corde à boyau ou du clou de plomb introduit dans une ouverture artificielle du sac (*procédé de Scarpa*).

2° La dilatation permanente par la canule (*procédé de Dupuytren*).

3° Enfin l'établissement d'un canal artificiel à travers l'os unguis à l'aide du perforateur ingénieux de *M. Reybard*.

De ces trois procédés, celui de Dupuytren a prévalu et a été pendant longtemps l'objet d'un tel engouement, que la canule était impitoyablement appliquée à une foule de malades qu'un traitement médical aurait parfaitement pu guérir. On est aujourd'hui revenu de l'enthousiasme exagéré qu'avait suscité une opération si simple et si brillante dans les mains habiles de son inventeur, et il n'est pas de chirurgien qui n'ait dans sa mémoire des récits curieux sur les pérégrinations malheureuses de toutes ces canules. Nous ne nous étendrons pas plus

longuement sur l'histoire de ces procédés opératoires.
Nous préférons exposer les méthodes de traitement
auxquelles nous avons recours, savoir la *cautérisation
du sac* et l'*occlusion galvano-caustique des conduits
lacrymaux*.

Cautérisation du sac. — Pour oblitérer le sac, on s'est
servi du fer rouge qui a fourni entre les mains de plusieurs oculistes et de M. Desmarres, entre autres, d'excellents résultats. Cependant nous considérons le fer rougi
à blanc comme un moyen beaucoup trop effrayant pour
qu'il soit accepté par les malades et pour nous hasarder
même à le présenter ; nous arrivons au même but
par la cautérisation à l'aide de la *mèche* dite de *Canquoin*.
Par ce procédé, l'opération est d'une telle simplicité que
nous l'exécutons même dans notre cabinet. Nous commençons par inciser le sac avec une lancette un peu effi-
lée. Cette ponction produit à peine quelques gouttes
de sang que nous étanchons avec une éponge fine imbibée d'eau froide, puis nous introduisons dans le sac,
par l'ouverture que nous y avons pratiquée, un fragment de la mèche préparée que nous laissons à demeure
et que nous masquons à l'aide d'une mouche de taffetas
d'Angleterre.

Cette application est suivie pendant une heure environ d'une cuisson assez forte qui disparaît ensuite graduellement. Le lendemain nous visitons le malade et
nous le débarrassons de la mèche placée la veille. Au
bout d'une semaine, l'escarre formée par le caustique
se détache d'elle-même et quelques jours après la guérison est complète.

Oblitération galvano-caustique des conduits lacry-maux. — L'oblitération des conduits lacrymaux est un procédé d'une exécution également facile. Son auteur M. Tavignot, le décrit comme il suit :

« L'appareil instrumental se compose : 1° de la pile
« Grenet à pédales ; 2° d'un manche en ivoire qui con-
« tient dans son intérieur deux cordons métalliques de
« cuivre rouge ; 3° de la tige en platine dur qui sert à
« la cautérisation.

« On se sert de ces instruments de la manière sui-
« vante : après avoir fixé la tige en platine au manche
« par deux pas de vis et adapté son autre extrémité
« aux fils conducteurs de la pile, le malade étant disposé
« convenablement, on introduit dans une étendue de
« 5 à 6 milimètres la tige éffilée de platine dans le
« conduit lacrymal supérieur ; on presse sur la pédale
« de la pile et l'action caustique aussitôt produite par
« l'incandescence du platine cesse au gré de l'opérateur
« et dès qu'il l'a jugée suffisante.

« La première journée de l'opération est terminée ;
« la seconde séance est remise à huitaine pour la cau-
« térisation du conduit inférieur à laquelle on procède
« exactement de la même manière.

« Pour tout traitement je prescris au malade de ne pas
« presser sur le sac lacrymal, de bassiner souvent ses
« paupières avec de l'eau fraîche et de priser cinq ou
« six fois par jour à l'instar du tabac le mélange sui-
« vant : *poudre d'iris 15 grammes, calomel 4 grammes,*
« *camphre 1 gramme,* dans le but d'activer la sécrétion

« de la pituitaire et de hâter par là la résolution de l'en-
« gorgement de la muqueuse du canal nasal. »

On a reproché à cette méthode encore plus qu'à la précédente de laisser après elle un larmoiement fort incommode pour le malade. Il est vrai que dans quelques cas
exceptionnels l'écoulement des larmes persiste longtemps après l'opération, mais dans le plus grand nombre
cependant, cette incommodité ne tarde pas à disparaître
et ce n'est que dans des circonstances particulières, sous
l'influence d'émotions vives, par exemple, que le larmoiement devient gênant. On sait, en effet, que le canal
nasal n'est utile que lorsqu'il y a hypersécrétion de la
glande lacrymale et qu'à l'état normal la sécrétion des
larmes n'est pas assez abondante pour qu'il y ait un
écoulement constant par la narine. D'ailleurs, tous les
chirurgiens qui ont pratiqué ces opérations s'accordent
à reconnaître que l'epiphora ne tarde pas à devenir
insensible, et c'est beaucoup d'être arrivé à ce résultat
par des méthodes qui n'exposent à aucun danger et
qui conduisent sûrement et promptement au but.

Si toutefois ces méthodes opératoires laissaient un
larmoiement incommode, on pourrait recourir avec avantage à un procédé chirurgical plus compliqué qui a
pour but de créer une nouvelle voie au fluide lacrymal.
Il consiste à faire une ouverture artificielle à travers
l'unguis et à maintenir, pendant quelque temps, dans
ce nouveau trajet une sonde qui par une ingénieuse
disposition ne s'oppose pas à la cicatrisation de la fistule
et qui après son ablation, la fistule étant fermée, permet
aux larmes de couler dans le passage nouveau qu'on

leur a créé et qu'on peut considérer comme une fistule interne. — C'est le procédé de M. Desgranges de Lyon. Il est surtout applicable aux fistules anciennes alors que les os sont nécrosés ou cariés.

CHAPITRE QUATRIÈME
Strabisme ou vue louche.

—

Le *strabisme* ou vue louche est le désaccord qui existe entre les deux axes visuels. On l'appelle *divergent* lorsque le malade louche en-dehors et *convergent* lorsqu'il louche en-dedans. Cette seconde variété de strabisme est la plus commune et l'on explique sa fréquence par la facilité avec laquelle nous portons l'œil en-dedans plutôt qu'en-dehors, et par la puissance et le volume considérables du muscle droit interne, circonstances anatomiques que nous avons déjà signalées dans la première partie de notre traité.

Outre les strabismes externe ou *divergent*, et interne ou *convergent*, il existe encore plusieurs variétés que nous croyons utile de faire connaître, ce sont : le strabisme *frontal* dans lequel le globe de l'œil est dévié directement en haut ; le strabisme *jugal* dans lequel il est dévié directement en bas ; enfin les strabismes *mixtes* ou *obliques* dans lesquels la déviation a lieu en haut et en dedans ou en haut et en dehors, ou en bas et en dedans, ou bien en bas et en dehors. Nous citerons encore le strabisme *intermittent* qu'on observe chez quelques individus alors qu'ils travaillent sur de petits objets très-rapprochés de leurs yeux.

Les strabismes que nous venons d'énumérer sont des strabismes simples, mais il existe encore les *strabismes doubles* auxquels se rattachent aussi quelques considérations importantes.

Les *strabismes doubles*, en effet, sont toujours faciles à reconnaître quand il sont au même degré sur les deux yeux, mais le diagnostic devient quelquefois très-embarrassant lorsque l'un des yeux est plus strabique que son congénère. Dans ce cas on doit faire fermer un des yeux et observer avec soin l'étendue des mouvements qui s'accomplissent dans celui qui reste ouvert; enfin on doit ordonner au malade de regarder en face et noter ainsi le rapport de l'axe optique avec l'axe orbitaire. Si l'on se rappelle qu'à l'état sain, dans cette position, ces deux axes font des angles égaux. on ne doutera pas de la déviation si ces angles sont inégaux. Il est enfin une circonstance qui facilitera le diagnostic, c'est que dans le cas de strabisme simple la vue est plus faible de l'œil strabique que de l'œil normal.

Dans quelques circonstances encore, les malades louchent tantôt de l'œil droit, tantôt de l'œil gauche cette variété, que nous n'avons pas voulu passer sous silence, porte le nom de *strabisme double alterné*.

Enfin, le mode le plus difforme et le plus rare est celui dans lequel l'un des yeux est entraîné en haut pendant que l'autre est entraîné en bas. Cette déviation donne à la physionomie un aspect si affreux et si repoussant que les auteurs l'ont désignée sous le nom de *strabisme horrible.*

Causes. — Les causes du strabisme sont très-nombreuses. Rarement la maladie est congénitale; le plus souvent elle se développe dans l'enfance, période de la vie où les mouvements des yeux encore mal assurés contractent avec facilité des directions vicieuses. Personne n'ignore, en effet, que bien des enfants deviennent louches après avoir été confiés quelque temps à une nourrice et à une garde atteintes de strabisme. On cite même des familles entières au sein desquelles la maladie s'est perpétuée pendant plusieurs générations consécutives. Dans ces cas, c'est par imitation que les enfants deviennent louches. Ce mode de développement du strabisme est aujourd'hui confirmé par des faits tellement nombreux qu'il ne peut plus être mis en doute. On le considère comme le résultat d'une altération spasmodique ou d'un défaut d'harmonie dans la contraction des muscles moteurs et on le désigne sous le nom de strabisme *vrai* ou *essentiel.*

Les convulsions si fréquentes dans le bas-âge sous l'influence de la dentition et des vers intestinaux peuvent aussi déterminer le strabisme. Il en est de même des affections cérébrales (méningite, tubercules encéphaliques, épanchements, etc., etc.) qui sont toutes susceptibles d'altérer la puissance relative des organes moteurs de l'œil, soit en l'augmentant par la contracture, soit en l'abolissant par la paralysie. Dans ces cas, le strabisme est dit *paralytique*.

Des causes fréquentes de strabisme résident encore dans les ulcérations de la cornée, dans les opacités du cristallin, les taies, les cataractes et certaines formes de la pupille artificielle, toutes lésions qui obligent les malades à se livrer à des efforts prolongés pour observer les objets qui les environnent et les forcent à dévier leurs yeux afin que les rayons de lumière pénètrent à travers les parties encore transparentes. Ce mode de strabisme porte le nom de strabisme *optique*.

Enfin, la déviation des yeux survient encore sous l'influence d'une adhérence vicieuse due à une inflammation suppurative qui a envahi l'orbite, ou bien par le fait d'une compression exercée par une tumeur qui a son siége dans la cavité orbitaire. Cette variété est désignée sous le nom de strabisme *fixe*.

Si nous résumons ces considérations, nous voyons qu'on peut établir quatre variétés de strabisme basées sur le mécanisme des causes qui leur donnent naissance, ce sont :

1° Le *strabisme spasmodique ou essentiel;*
2° Le *strabisme paralytique;*
3° Le *strabisme optique;*
4° Le *strabisme fixe.*

Symptômes.—La maladie offre des degrès différents.

Dans le premier, appelé *faux trait de la vue,* la partie interne de la cornée se porte un peu trop en dedans et on aperçoit encore une portion considérable du blanc de l'œil entre la caroncule lacrymale et la cornée. Cette déviation légère de l'œil est quelquefois difficile à reconnaître, mais on y arrive aisément en faisant regarder au malade un objet rapproché, puis un objet éloigné. Ensuite, pendant qu'il regarde avec attention, on place un corps opaque (la main, par exemple) devant un de ses yeux ; si l'œil découvert est strabique on le voit aussitôt osciller et exécuter quelques mouvements, afin d'apercevoir l'objet qui lui est présenté.

Dans le second, le blanc de l'œil disparaît presque complètement dans le sens de la déviation.

Dans le troisième, enfin, la cornée disparaît en entier sous les paupières.

Entre ces trois degrès existent cependant des degrès intermédiaires qui donnent tous à la physionomie une expression particulière plus ou moins pénible. Dans tous les cas, cette affection s'accompagne de symptômes intéressants à connaître :

Au début, les malades éprouvent fréquemment de la *diplopie* ou *vue double*, symptôme incommode qui finit par se dissiper, car l'œil dévié se trouve bientôt affaibli, et devient complètement inactif dans l'exercice de la vision. En même temps, l'œil sain, obligé de suppléer son congénère, ne tarde pas à se fatiguer et à ne plus pouvoir supporter une application un peu prolongée. Quant à l'œil strabique, le résultat de son inactivité est la myopie et quelquefois même l'amaurose. Dans bien des cas, il perçoit beaucoup moins nettement que l'œil sain et les objets lui paraissent moins éclairés et comme recouverts d'une teinte nébuleuse. Cette complication est due à la compression du globe oculaire par le muscle contracturé. On la distingue de la myopie simple à l'aide d'un verre concave. Si le malade est purement myope, le verre améliore sa vue, s'il y a, au contraire, un commencement d'insensibilité de la rétine, le même verre ne modifie en rien l'état de ses sensations visuelles.

Traitement. — Le traitement et la guérison du strabisme sont subordonnés à sa nature et au degré de son développement. La méthode curative la plus simple et la plus ancienne à la fois, consiste à exercer l'œil strabique isolément. Pour cela, on couvre l'œil sain d'un bandeau et on force l'œil malade à regarder des objets placés du côté opposé à la déviation. Cet exercice doit être fait plusieurs heures chaque jour en face d'une glace, afin que le malade puisse constater lui-même ses progrès. Après s'être livré à cette gymnastique oculaire pendant quelques temps à distance, on essaye de lire quelques instants en tenant le livre dans le sens opposé au strabisme.

Le résultat de ces manœuvres prolongées est de donner plus de longueur au tissu musculaire raccourci et de ramener peu à peu le globe de l'œil à sa direction normale. Malheureusement, ce traitement si facile demande une grande et longue persévérance, aussi il échoue le plus souvent.

En présence des insuccès de cette méthode, on s'est adressé à d'autres expédients. Un auteur allemand a conseillé d'appliquer chez les enfants une mouche de

taffetas noir d'Angleterre sur l'extrémité du nez quand
le strabisme est divergent, et à la partie externe et
supérieure de la joue quand le strabisme est convergent,
en ayant soin de changer chaque jour la position de la
mouche, afin que la sensation nouvelle qu'elle détermine
pût engager le malade à y fixer le regard. Nous pensons qu'en joignant à cette manière de procéder l'occlusion complète de l'œil normal on arriverait d'une manière plus certaine et plus rapide à un heureux résultat.

On a aussi employé comme méthode de traitement
des lunettes appelées *louchettes* auxquelles bien des
opticiens ont donné des formes variées que nous
ne décrirons pas ici. Nous nous bornerons à indiquer celles que nous conseillons de préférence dans
notre pratique. Elles se composent d'une tige d'acier
semblable aux armatures des lunettes ordinaires. Le
verre est remplacé par une coquille en caoutchouc percée à son centre d'un orifice très-étroit par lequel la
lumière doit arriver à l'œil. Elles sont en outre garnies
d'un taffetas noir qui recouvre complètement l'orbite et
s'oppose ainsi à la pénétration des moindres rayons
lumineux.

Fig. 8.

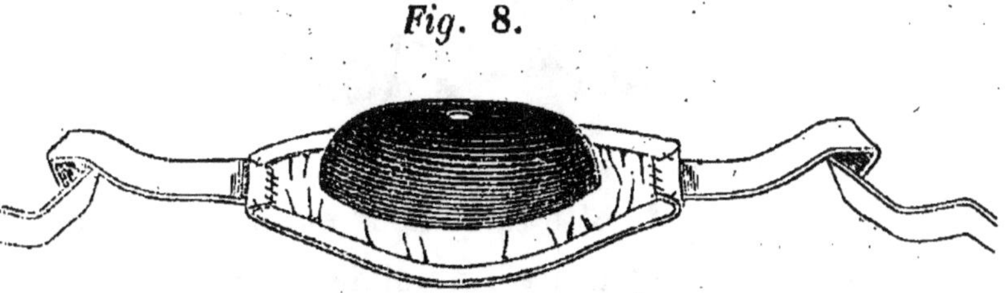

La fig. 8 représente cet appareil. Nous en confions
toujours la confection à un opticien habile qui doit

le préparer sur mesure et s'assurer en l'essayant, que la cavité orbitaire est hermétiquement close et que la lumière n'a d'autre accès que le trou étroit volontairement ménagé à sa partie centrale.

Si le strabisme est simple, nous recouvrons l'œil sain avec un bandeau léger de taffetas ; s'il est double, deux louchettes sont indispensables.

Ces ingénieux appareils ont été beaucoup décriés ; on les a accusés d'entretenir sur les yeux une chaleur nuisible. Ce dernier reproche n'est certainement pas sans fondement, mais cependant on est forcé de reconnaître que ce sont les seuls moyens mécaniques applicables chez les enfants.

Si le malade strabique a l'âge de raison, nous employons de préférence les lunettes à verres ronds un peu grands de manière à recouvrir entièrement les yeux et constitués de façon à ce que l'écartement de leur centre corresponde à celui que doivent normalement occuper les deux pupilles.

Fig. 9.

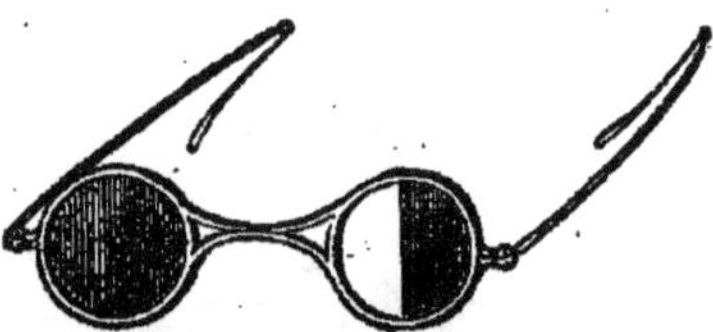

En suite, du côté sain, nous masquons le verre dans toute son étendue par du taffetas noir ou par un vernis opaque, et du côté de l'œil strabique nous ne le recouvrons que dans la moitié qui correspond à la déviation

Enfin, nous faisons environner la lunette d'une garniture de soie noire.

Chez les adultes, il est un moyen de traitement qui est encore préférable au précédent, c'est l'emploi des verres concaves prismatiques appliqués avec succès pour la première fois par M. Kurke, oculiste allemand. En effet, la lentille concave prismatique dont on place le bord le plus épais du côté vers lequel l'œil doit être dirigé, a pour résultat d'amener l'image qui se forme sur la rétine de l'œil strabique dans une position telle qu'il se produit une diplopie incommode pour le malade qui fait alors forcément entrer en contraction le muscle relaché et arrive ainsi peu à peu à modifier sa difformité. Une condition essentielle lorsqu'on applique ce traitement, c'est de rendre la diplopie génante et de la rapprocher tellement de la vision simple qu'un effort insensible de l'œil ramène la vue aux conditions normales. Il existe, d'ailleurs, des collections de ces lentilles dont l'angle varie par degré et demi degré. On commence toujours par un verre d'un degré très-obtus, puis, au bout de huit à dix jours, on le remplace par un autre verre d'un demi degré moins obtus, et ainsi de suite jusqu'à ce qu'en arrivant à un verre à foyers parallèles, le malade ait la vue complètement rectifiée.

Cette méthode de traitement du strabisme, à l'aide de verres prismatiques gradués, est celle qui donne les résultats les plus complets. Tous les autres instruments proposés dans le même but sont loin de la valoir, aussi nous les passerons sous silence. Nous terminerons par quelques considérations sur un moyen plus prompt de guérison, c'est-à-dire sur l'opération connue sous le nom de *strabotomie*.

Cette méthode chirurgicale fut appliquée pour la première fois en 1839 sur un enfant de sept ans atteint de strabisme convergent. Elle eut un succès complet et immédiat, et un retentissement considérable dans tout le monde scientifique. Depuis lors elle a été répétée sur un grand nombre de malades avec des résultats variés, tantôt heureux, tantôt malheureux, qui lui ont valu la défaveur de quelques médecins, toujours fiers de lancer le blâme et la critique, et satisfaits de pouvoir trouver un motif suffisant pour la bannir de leur pratique.

Le but de cette opération est de produire la section du muscle qui cause le strabisme. On l'exécute de la manière suivante :

On écarte les paupières, on entraîne l'œil du côté opposé à la déviation, puis, après avoir soulevé avec des pinces à dents de souris un repli de la conjonctive qu'on coupe ensuite avec de petits ciseaux jusqu'à ce que le muscle soit mis à nu, on glisse sous celui-ci un crochet mousse et on le sectionne. L'opération ainsi terminée, on invite le malade à ouvrir et fermer alternativement les deux yeux et l'on s'assure si le parallélisme est rétabli. Il ne survient jamais d'accidents et le traitement consécutif ne se compose que de lotions froides.

On a reproché à la strabotomie de produire souvent le strabisme en sens inverse avec diplopie. Ce reproche est certainement fondé ; mais, outre qu'il est des moyens pour remédier à cet inconvénient, on l'évite avec de l'at-

tention et en s'entourant de toutes les conditions indispensables au salut de la manœuvre.

Nous n'opérons jamais les strabismes optiques, fixes
et paralytiques ; jamais non plus nous ne tentons
l'opération sur des vieillards ; c'est de 4 à 40 ans qu'on
obtient le plus grand nombre de succès. Enfin, si le
malade strabique a les yeux très-saillants, nous renon-
çons aussi à l'emploi de la méthode, car c'est chez eux
que le strabisme en sens inverse se produit avec le plus
de facilité. Les cas les plus favorables sont ceux de
strabisme essentiel ou spasmodique qui sont d'ailleurs
les plus fréquents.

Lorsque le strabisme est double, l'opération pratiquée
du côté le plus dévié suffit presque toujours pour amener le redressement des deux yeux.

En se conformant à ces règles de pratique prudente,
on aura bien des fois la satisfaction d'obtenir des guérisons parfaites, et l'on ne privera pas les malades des
bénéfices inappréciables d'une méthode opératoire que
nous considérons à bon droit comme une des conquêtes
de la chirurgie moderne.

CHAPITRE V.

Maladies des Nerfs de l'Œil.

—

Les principales affections des nerfs de l'œil sont les *paralysies* et les *névralgies*. elles seront l'objet de deux paragraphes.

§ 1° — *Paralysies*

Nous avons vu dans la partie anatomique de cet ouvrage que les muscles de l'œil étaient animés par trois paires nerveuses affectées l'une (troisième paire), au releveur de la paupière, au droit interne, aux droits supérieur et inférieur, au petit oblique et aux fibres circulaires de l'iris; l'autre (quatrième paire), au grand oblique; la troisième enfin (sixième paire), au droit externe. Cela étant, il semblerait rationnel d'étudier la paralysie de chacune de ces paires nerveuses dans un paragraphe particulier, mais comme ces affections reconnaissent les mêmes causes, comme elles se révèlent par beaucoup de symptômes semblables et qu'elles réclament des moyens identiques de traitement, nous trouvons préférable de condenser leur histoire dans un seul et même article, en appelant toutefois l'attention sur les caractères qui établissent entre elles des différences importantes au point de vue du diagnostic.

Les paralysies des organes moteurs de l'œil reconnaisent pour causes habituelles une maladie du cerveau, ou bien le rhumatisme, ou plus souvent encore la diathèse syphilitique. Dans le premier cas, la paralysie s'accompagne toujours de nombreux symptômes qui éveillent l'attention du médecin et servent à en préciser l'étiologie. C'est ainsi qu'on peut-être conduit à rattacher l'affection paralytique, soit à une congestion sanguine, soit à un épanchement séreux ou purulent, soit à l'existence d'un kyste, de tubercules, ou enfin de tumeurs qui compriment les filets nerveux dans leur trajet ou à leur origine. Dans le second cas, la nature rhumatismale de la maladie se déduit de l'exposition au froid humide ou de l'existence d'un rhumatisme qui affecte ou affectait antérieurement un organe quelconque de l'économie. Enfin, la présence d'une exostose, de tumeurs gommeuses, d'éruptions cutanées, d'engorgements ganglionaires, etc... d'accidents syphilitiques quelconques, primitifs ou secondaires, met bien vite le médecin sur la voie de la spécificité de la maladie.

Pour compléter l'étiologie, nous signalerons encore l'ataxie locomotrice, l'intoxication saturnine, et la névralgie faciale, affections toutes capables d'engendrer la paralysie des nerfs de l'œil et surtout de la troisième et de la sixième paires. Dans toutes ces circonstances, à côté de la paralysie, on trouve des symptômes qui en révèlent d'une manière certaine la nature étiologique.

Les symptômes des paralysies des nerfs de l'œil peuvent se résumer de la manière suivante :

1° *Paralysie de la troisième paire*. — La chute de la paupière supérieure; la perte des mouvements du globe oculaire en haut, en bas et en dedans ; un strabisme divergent dû à l'activité du muscle droit externe ; la dilatation et l'immobilité de la pupille, enfin la diplopie, lorsque le malade veut regarder du côté opposé à la déviation. Si à ces symptômes, il se joint une saillie anormale du globe oculaire dans sa partie interne, on peut affirmer que l'affection siége à l'origine du nerf. Dans le cas où cette saillie est très apparente, tous les muscles de l'œil sont paralysés et la maladie porte le nom d'*Ophthalmoptose.*

2° *Paralysie de la quatrième paire.* — La diplopie caractérisée par la superposition des deux images, diplopie qui s'évanouit si le malade penche la tête du côté opposé à celui du muscle paralysé. En même temps, lorsque le malade porte alternativement la tête à droite et à gauche en fixant un objet, on remarque que l'œil affecté ne suit pas les mouvements de circumrotation de son congénère ; il reste immobile.

3° *Paraylsie de la sixième paire.* — Ses signes caractéristiques sont : le strabisme fixe convergent, la diplopie et la difficulté ou l'impossibilité de porter l'œil en dehors.

Si nous récapitulons cette symptômatologie, nous voyons que toutes ces affections ont un caractère commun invariable, la *diplopie.* Nous allons avant d'entrer plus avant dans leur histoire, montrer les différences que présente ce symptôme, suivant qu'il sert à indiquer la paralysie de telle ou telle paire nerveuse. — Dans la paralysie de la troisième paire, la diplopie est *croisée,* c'est-à-dire que l'image formée dans l'œil droit est vue, à gauche, particularité qu'on apprécie aisément en soumettant aux yeux des malades deux verres diversement colorés. En outre, l'image formée dans l'œil strabique apparaît confuse et beaucoup moins nette.

Dans la paralysie de *la quatrième paire*, la diplopie est *superposée*, c'est-à-dire que l'image supérieure est formée par l'œil sain et l'inférieure par l'œil malade.

Dans la paralysie de *la sixième paire* enfin, la diplopie est *homonyme*, c'est-à-dire que les deux images apparaissent du côté de l'œil où elles sont formées. Si nous supposons, par exemple, que l'œil gauche est atteint et louche, par conséquent, vers l'angle interne, l'image fournie par l'œil malade sera à gauche de celle que fournira l'œil sain.

Ces caractères différentiels ont une extrême importance et nous engageons le lecteur à y consacrer toute son attention. On remarquera, toutefois, que la diplopie n'existe guère qu'au début et dans les premiers temps de la paralysie, car après une période plus longue, les malades prennent l'habitude de ne se servir que de l'œil sain et la diplopie disparaît complètement.

Le *traitement* des paralysies se compose de tous les moyens curatifs applicables au traitement des causes qui leur ont donné naissance; ce sont : les antiphlogistiques (émissions sanguines générales et locales, réfrigérants, pédiluves sinapisés, etc., etc.) les purgatifs, les stimulants, les agents spécifiques, etc...

Outre cette médication générale, adressée directement à la cause immédiate de la maladie, il est quelques symptômes particuliers contre lesquels il est nécessaire de mettre en usage les ressources médicinales. Ce traitement local, s'ajoute toujours très-heureusement au traitement principal.

Dans la paralysie de la troisième paire, c'est la chute de la paupière et le strabisme divergent paralytique qui réclament ces indications thérapeutiques secondaires ; nous employons dans ces cas des liniments camphrés, éthérés, des douches de vapeurs aromatiques, sulfureuses, etc., des applications repétés d'une pommade ammoniacale, ou bien des frictions avec le mélange suivant :

Huile d'olive.....................	10 grammes.
Huile de croton..................	1 » (Mêlez.)

Ou bien encore des *mouches de Milan* pansées chaque jour avec une petite quantité de pommade à la strychnine. Dans quelques circonstances nous recourons même à l'électricité.

Contre le strabisme divergent, nous pratiquons la cautérisation de la conjonctive scléroticale avec la pierre infernale sur le point correspondant au muscle paralysé; cette opération simple et exempte de dangers peut être répétée plusieurs fois. On la fait suivre de l'exercice de l'œil par les procédés orthophthalmiques indiqués au chapitre précédent.

Cette méthode de traitement a été entreprise pour la première fois avec succès par Diffenbach; depuis, elle a été préconisée en France par Deval et appliquée par beaucoup d'oculistes à qui elle a valu quelques guérisons; nous-même avons eu l'occasion de la pratiquer une fois avec un succès complet. Elle trouve son application dans les cas de strabisme paralytique qui ne sont pas sous la dépendance d'une affection cérébrale.

§ II. — *Névralgies.*

Les névralgies oculaires qu'on rencontre le plus souvent sont : la névralgie frontale ou *sus-orbitaire* et la névralgie *sous-orbitaire* que nous décrirons simultanément ; enfin la névralgie *ciliaire* à laquelle nous consacrerons une description particulière.

La première est caractérisée par une douleur qui part du trou sourcilier et se propage au sourcil, au front, à la racine du nez et à la paupière supérieure.

La seconde est annoncée également par une douleur, mais celle-ci émane du trou sous-orbitaire et gagne ensuite la paupière inférieure, l'aîle du nez, la joue et la lèvre inférieure.

Dans toutes deux la conjonctive de l'œil qui correspond au côté atteint, s'injecte et rougit pendant les crises douloureuses, et cette injection s'accompagne de larmoiement, de photophobie et de contractions violentes des paupières. Toutes deux sont aussi le plus souvent intermittentes ; leur traitement est le même et consiste dans l'emploi combiné des antipériodiques et des narcotiques.

Les pilules suivantes nous ont donné très souvent d'excellents résultats :

Valérianate de quinine...............	1 gramme.	
Extrait de belladone...................	20 centigrammes.	
Extrait de jusquiame..................	20	» (Mêlez.)

5.

Mêlez et divisez en 20 pilules, dont on prend 5 ou 6 dans l'intervalle des accès.

Dans quelques cas rebelles, les suivantes se sont montrées plus efficaces ; nous les formulons :

Metallum album...................	5 centigrammes.
Sulfate de quinine................	2 grammes.
Extrait d'aconit,.................	60 centigrammes
Sirop de morphine.................	Q. S. pour 20 pilules.

On en prend une toutes les quatre heures.

Nous n'employons jamais les pommades ou les liniments; nous en avons toujours reconnu l'insuffisance.

La *Névralgie Ciliaire* a une grande analogie avec les deux affections précédentes. Comme elles, elle est intermittente ou rémittente et survient quelquefois spontanément à la suite de l'exposition de la face à un courant d'air froid. Dans d'autres cas, elle résulte d'une congestion interne de l'œil, de la rétine par exemple et s'observe alors chez des individus qui fatiguent leurs yeux par des lectures prolongées ou qui usent de verres trop puissants. Enfin elle est due aussi au tiraillement des nerfs ciliaires à la suite d'anciennes adhérences de l'iris.

Cette névralgie est caractérisée par un clignotement exagéré des paupières, par un larmoiement abondant, une photophobie intense et une violente contraction de l'iris. En même temps, lorsque les malades ferment les paupières, ils ont la sensation de corps lumineux scintillants qui voltigent devant leurs yeux et ils éprouvent par intervalles, des douleurs atroces avec tension et cuisson brûlante dans l'intérieur de la coque oculaire. Enfin quelquefois on voit la névralgie s'étendre aux nerfs sus et sous-orbitaires et donner lieu à une névralgie composée.

La névralgie ciliaire a une grande ténacité, mais si elle est énergiquement traitée dès le début, elle peut disparaître sans laisser après elle de trouble notable dans les facultés visuelles. Lorsqu'on lui laisse prendre un caractère de chronicité elle est difficile à déraciner; elle désespère le malade et le médecin et peut conduire à la paralysie de la rétine.

Les formules qui viennent d'être mentionnées sont très-utiles dans le traitement de cette affection, mais on est souvent obligé de recourir, en même temps, aux émissions sanguines, aux purgatifs ou à d'autres médicaments que la constitution du sujet peut rendre nécessaires.

Nous nous rappelons une névralgie ciliaire qui ne céda qu'à la médication ferrugineuse. Elle se rattachait à un état chloro-anémique évident et les pilules suivantes en firent assez promptement justice :

Valérianate de fer	4 grammes.
Extrait de belladone	3 »
Extrait d'aconit	2 »
Sirop simple	Q. S. pour 50 pilules

dont on prend de 3 à 4 par jour.

Dans d'autres circonstances la préparation ci-dessous formulée a aussi amené une prompte et complète guérison; nous la recommandons d'une façon toute spéciale :

Extrait de jusquiame	2 grammes.
Sulfate de morphine	10 centigrammes.
Strychnine	10 »
Piment pulvérisé	2 grammes.
Sulfate de zinc	1 »
Sirop simple	Q. S.

Mêlez et divisez en 40 pilules dont le malade prend deux par jour.

Nous n'entrerons pas plus avant dans les détails d'un traitement qui réclame toute la sagacité de l'oculiste ; le tempérament, la constitution, la cause présumée de l'affection, les idiosyncrasies, etc... sont autant de conditions susceptibles de fixer le choix du médecin dans l'application des agents thérapeutiques.

Pour terminer avec les affections spasmodiques de l'œil, nous citerons encore le *nystagmus* et l'*oscillation de l'œil*. La première de ces maladies est caractérisée par un mouvement de va et vient du globe oculaire autour de l'axe vertical, et la seconde, par un mouvement semblable autour de l'axe antéro-postérieur. Ces deux affections sont dues à des mouvements convulsifs des muscles droits ou obliques ; elles sont souvent congénitales et se rencontrent chez les Albinos, dans la chorée, dans certaines fièvres typhoïdes avec complication de lésions cérébrales, et dans quelques cas d'atrophie et d'anémie des papilles optiques.

Le traitement médical de ces maladies est trop peu efficace pour en dire même quelques mots. On prétend avoir obtenu quelques guérisons par les sections musculaires.

TROISIÈME PARTIE.

—

MALADIES DU GLOBE OCULAIRE.

———

CONSIDÉRATIONS GÉNÉRALES.

Il est de la plus haute importance, en abordant l'histoire des maladies du globe de l'œil, d'initier le lecteur aux différents modes d'exploration dont nous disposons pour arriver à une connaissance précise des lésions qui surviennent au milieu des tissus anatomiques qui le constituent. Ces méthodes exploratrices sont arrivées aujourd'hui à un tel degré de perfection que l'ophthalmologie peut presque compter au nombre des sciences positives, et qu'elle offre, par cela même un attrait irrésistible à célui qui en fait l'objet de ses études spéciales.

L'examen de la conjonctive oculaire, de la face antérieure de la sclérotique ou blanc de l'œil, de la cornée et même de l'iris, peut se faire à l'œil nu, et mieux encore à l'aide d'une bonne loupe, ou d'un flambeau placé directement en face du sujet. Cette simple exploration suffit pour apprécier la rougeur, les injections variées, les exsudations, etc., qui peuvent euvahir ces différents tissus ; mais lorsqu'on désire une appréciation parfaite des moindres détails, il faut s'adresser à d'autres méthodes ; la première est la méthode dite de *l'éclairage oblique*.

Elle consiste à concentrer sur l'œil un faisceau lumineux émanant d'une bonne lampe et s'applique avec avantage chaque fois qu'on veut observer avec soin la cornée, l'humeur aqueuse, l'iris et le cristallin. Voici comment on procède :

On se place dans une chambre obscure et on fait asseoir le malade auprès d'une table située à sa gauche et supportant une lampe dont la flamme arrive à la hauteur de l'œil à explorer. On saisit alors entre le pouce et l'index de la main droite une loupe à large foyer, et on dirige les rayons lumineux reçus obliquement par la lentille vers la surface du globe oculaire. Ensuite par de petits mouvements de rotation on porte successivement le foyer de lumière à des profondeurs différentes, et on note à mesure l'état des parties qu'on vient d'éclairer. En agissant de cette façon, les moindres imperfections du miroir ; les érosions les plus superficielles, le trouble le plus léger de l'humeur aqueuse, la moindre déformation de l'iris, ses changements de coloration, ses adhérences, rien ne peut passer inaperçu.

Le même mode d'examen convient très-bien pour apprécier l'état de la lentille cristalline : seulement il est bon dans ce cas de dilater, au préalable, le champ pupillaire, en instillant dans l'œil une goutte ou deux de la solution suivante :

Sulfate neutre d'atropine............ 1 centigramme.
Eau distillée...................... 30 grammes. (Mêlez.)

ou bien encore de :

Daturine...............................	1 centigramme (1).
Eau distillée........................	30 grammes. (Mêlez.)

La lentille ainsi largement démasquée, les stries les plus fines développées à sa surface, le trouble le plus léger et les moindres traces d'opacité apparaîtront avec une netteté parfaite.

Maintenant qu'on sait explorer les parties qui composent l'hémisphère antérieur de l'œil, nous allons exposer la méthode qui doit être appliquée à l'examen des parties les plus profondes. Ici la lumière, la loupe ne suffisent plus ; il faut s'adresser à un instrument de découverte moderne, c'est-à-dire à l'*ophthalmoscope*. Sa description et son emploi méritent de nous arrêter quelques instants.

La découverte de l'ophthalmoscope a été faite par Helmotz, ophthalmologiste allemand. Depuis lors, cet ingénieux appareil, a été bien des fois perfectionné et modifié en France et à l'étranger. Nous ne décrirons pas cependant toutes ses variétés. Le meilleur est celui dont on a l'habitude de se servir. Nous employons toujours dans notre pratique un *ophthalmoscope mobile* ou à main. Les *ophthalmoscope fixes* sont préférables lorsqu'on veut faire des démonstrations publiques, ou prendre des dessins exacts des altérations pathologiques qu'ils nous permettent de découvrir.

(1) On attribue à cette dernière préparation des effets beaucoup moins durables. Dans tous les cas on préviendra le malade du trouble visuel momentané qui résulte de cette instillation.

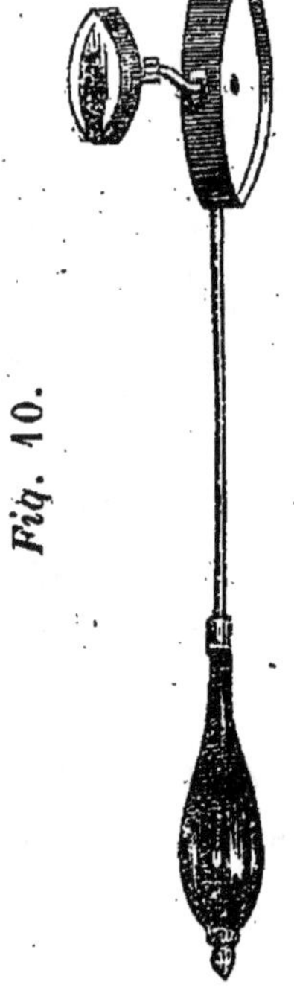

La figure 10 représente l'instrument auquel nous avons donné la préférence, parce qu'il est très-portatif et d'un maniement facile. Il se compose essentiellement d'un miroir et d'une lentille. Le miroir est sphérique concave, et de verre mince étamé; il est percé à sa partie centrale d'une petite ouverture circulaire de trois milimètres environ de diamètre, et fixé sur un manche qui en facilite l'emploi. A sa face postérieure se trouve une pince mobile qui peut recevoir un verre bi-concave ou bi-convexe destiné à ramener la vue de l'observateur presbyte ou myope aux conditions de la vue ordinaire.

La lentille est *bi-convexe* et à deux pouces et demi de foyer. On rend encore l'appareil plus complet en y ajoutant des lentilles divergentes, c'est-àdire *bi-concaves* de foyer différent. Les numéros 12 et 10 sont les plus usités. Il est enfin nécessaire de disposer d'une lampe à tringle pouvant s'abaisser ou s'élever à volonté (1).

Pour se servir de cet appareil on place le sujet à

(1) Nous recommandons la lampe perfectionnée de MM. Janssens et Follin, dans laquelle les rayons bleus de la flamme sont seuls utilisés pour l'éclairage de l'œil. Ces rayons ne fatiguent pas comme les rayons rouges, oranges et jaunes; ils permettent, par conséquent, un examen plus prolongé, et ne nécessitent pas la dilatation préalable de la pupille par les solutions mydriatiques.

examiner dans une chambre obscure afin d'accroître l'intensité de l'éclairage, et on le dispose auprès d'une table comme il a été dit à propos du procédé par l'éclairage oblique. Tout étant ainsi préparé, l'observateur se met en face de son malade sur un siége un peu élevé (fig. 11), et après avoir armé sa main droite du miroir, il porte celui-ci au-devant de son œil, de manière à apercevoir l'œil à explorer par l'ouverture centrale.

Fig. 11.

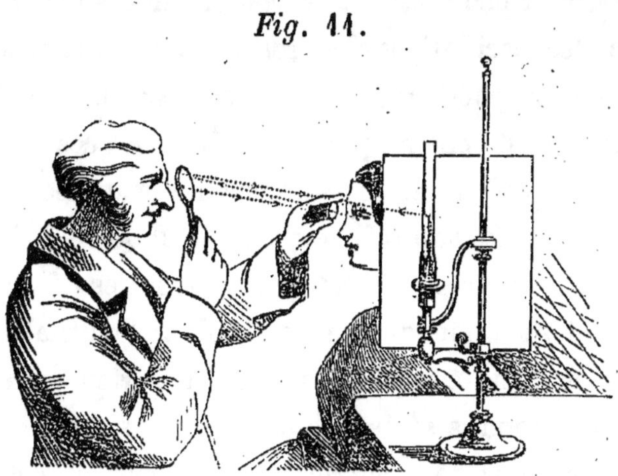

Après quelques tâtonnements dont l'habitude le dispense bien vite, il est frappé par la coloration rouge ou d'un blanc rosé du champ pupillaire. Dans le premier cas, c'est la choroïde qui apparaît à travers le tissu transparent de la rétine ; dans le second, c'est la papille du nerf optique.

Jusqu'alors cependant l'observateur n'a du fond de l'œil qu'une idée vague et confuse. Pour apprécier les détails il doit recourir à la lentille bi-convexe annexée à l'appareil et procéder de la manière suivante.

Le miroir ne changeant pas de position, il engagera

le malade à diriger l'œil en haut et en dedans à un décimètre environ de son oreille droite, si c'est l'œil droit qu'il explore : en haut et en dedans et sur l'oreille gauche si c'est l'œil gauche qu'il examine (1). Il prendra ensuite la lentille bi-convexe entre le pouce et l'index de la main gauche ; puis, appuyant les trois autres doigts sur le front du sujet, il la placera très près de l'œil à observer. En la rapprochant ou en l'éloignant peu à peu, et en combinant ses mouvements avec des oscillations légères du miroir, il ne tardera pas à distinguer un ou plusieurs vaisseaux sur le fond rouge clair du champ pupillaire. Il suivra ces vaisseaux dans leur trajet, et arrivera ensuite à un point blanc rosé : c'est *la papille*. Enfin le fond de l'œil s'étalant ainsi à ses regards, il notera ses moindres détails.

La description de l'œil normal à l'ophthalmoscope nous est déjà connue, nous n'avons rien à y ajouter. On comprend aisément que les lésions de la papille, de la rétine et de la choroïde deviendront de cette manière d'une évidence parfaite.

Pour l'*exploration du corps vitré*, il sera utile d'affaiblir la clarté du foyer lumineux, et de s'éloigner un peu du malade. On juge alors de sa transparence parfaite par le reflet plus ou moins éclatant du champ pupillaire, et si l'on veut s'assurer qu'il ne contient pas des exsudations, des corpuscules flottants, des paillettes de cholestérine, ou des caillots sanguins, il suffit après avoir invité

(1) Si le malade était aveugle on ferait préalablement prendre à ses bras la direction vers laquelle il convient de lui faire porter les yeux.

le sujet qui est soumis à l'observation à mouvoir son œil d'une manière rapide dans des directions différentes, de lui commander subitement l'immobilité. S'il existe dans sa substance quelques corps étrangers, on les voit passer dans la pupille et tomber lentement dans la partie la plus déclive du globe oculaire.

Dans quelques cas, ces méthodes exploratrices ne peuvent pas être facilement appliquées ; la sensibilité de l'œil est telle que la moindre clarté l'impressionne péniblement, ou bien les milieux sont opaques et l'éclairage est impossible. Dans le premier cas il est sage de s'abstenir d'un examen complet jusqu'à ce que toute trace de photophobie ait disparu ; dans le second, il faut recourir à l'*examen phosphénique* qui donne des renseignements positifs sur l'aptitude de la rétine à percevoir la lumière.

Examen phosphénique. — La rétine possède une sensibilité particulière en raison de laquelle la moindre excitation détermine sur elle une sensation lumineuse. La pression du globe de l'œil, avec l'extrémité du doigt par exemple, provoque une sensation de lumière. Cette apparition lumineuse dont chacun peut se rendre compte, a été appelée *phosphène*, par M. Serre, d'Uzès. L'application raisonnée de cette propriété spéciale de la membrane nerveuse de l'œil constitue ce qu'on appelle l'*examen phosphénique.*

On distingue quatre *phosphènes* principaux :

1° Le *phosphène frontal* que l'on produit par la pression du globe de l'œil au-dessous des sourcils sur le trajet du muscle droit supérieur, et qui se traduit par une sensation lumineuse apparaissant vers la joue.

2° Le *phosphène jugal* produit par la pression sur le trajet du droit inférieur, et qui se montre vers le milieu de l'arcade orbitaire.

3° Le *phosphène temporal* déterminé par la pression sur le trajet du droit externe et qui apparaît vers la racine du nez.

4° Enfin, le *phosphène nasal* auquel donne naissance la pression sur le droit interne et qui apparaît vers l'angle externe de l'orbite dans la région temporale.

Ces quatre phosphènes principaux étant déterminés, on peut aussi par des pressions intermédiaires donner naissance à des phosphènes intermédiaires, le fronto-nasal, le fronto-temporal, etc.

La forme des phosphènes est ronde quand le corps comprimant est d'un petit diamètre ; elle ressemble à un croissant quand il est plus étendu, quand c'est la pulpe du doigt, par exemple, qui fait office de corps comprimant. — Le phosphène frontal est le plus brillant, puis vient le temporal, puis le nasal ; enfin le jugal est celui qui a la moindre intensité lumineuse. Quand l'examen phosphénique est jugé nécessaire, on place le malade dans une chambre peu éclairée, les paupières à demi-closes, et on exerce successivement sur les quatre points dont nous avons parlé une pression légère avec la pulpe du doigt, ou l'extrémité arrondie d'un crayon ou d'un porte-plume. Si tous les phosphènes apparaissent on en tire comme conclusion que les points excités de la rétine ont conservé leur sensibilité.

Si l'un d'eux n'apparaît pas (1), on peut être certain que le point correspondant est le siége d'une lésion. Les phosphènes peuvent cependant tous persister et la vue être considérablement troublée; dans ce cas, on peut en conclure que c'est la portion centrale de la rétine qui est le siége de la lésion, ou bien que les milieux de l'œil sont opaques, ou qu'on a à faire à une maladie de l'accomodation. Nous verrons plus loin par quels moyens on peut arriver à différencier ces divers états pathologiques.

Pour compléter l'étude des moyens d'exploration de la sensibilité de l'œil, nous allons terminer par quelques mots sur un mode d'examen auquel il est bon d'avoir recours dans quelques circonstances particulières. C'est l'examen de l'*étendue du champ visuel.*

On appelle *champ visuel* l'espace dans lequel la vue est possible sans que l'axe optique change de direction. A l'état normal il est limité en haut par le rebord orbitaire et en dedans par le nez. Ses limites sont beaucoup moins rétrécies en bas et en dehors. — L'étendue du champ visuel est variable suivants les individus. On la mesure de la manière suivante :

Une feuille de papier ayant à son centre un point noir

____

(1) Quelques personnes peu intelligentes affirment quelquefois avoir une sensation lumineuse quand elles n'en ont pas. Pour lever toute espèce de doute il convient de demander la forme de l'image en se servant de corps comprimants variés.

D'autres malades, au contraire, dont la rétine est saine, prétendent ne pas distinguer d'anneaux lumineux. Il faut dans ce cas là, insister et les inviter à regarder du côté où doit apparaître l'image.

bien visible, est appliquée contre un mur, à la hauteur de l'œil soumis à l'expérience ; on invite alors le malade à qui on a préalablement recouvert un œil avec un bandeau, à fixer de l'autre œil et à une distance de trente à quarante centimètres, le point noir placé au centre de la feuille de papier. Cela fait, on promène sur le tableau et à des distances variées du point central un objet assez volumineux, bien éclairé, mais non brillant, et on note successivement les points où le malade cesse de le distinguer. On parcourt ainsi toute l'étendue du champ visuel et on en trace les limites. Il est bon de répéter plusieurs fois l'expérience afin de contrôler les premiers résultats, eu faisant changer chaque fois la direction de l'axe optique, et la distance des objets.

Les limites du champ visuel variant considérablement suivant les individus, on ne doit considérer comme indice d'un état pathologique que les modifications d'une certaine importance. Les altérations bien tranchées dans la netteté et dans l'étendue de la vision que l'on obtiendra de cette manière fournissent des notions précieuses sur l'état de la sensibilité de la rétine dans les divers points de sa surface.

Ces moyens d'investigation seront ensuite complétés par les connaissances que le sens du toucher permet d'acquérir sur l'état du globe de l'œil. On devra, par une pression légère, avec la pulpe des doigts, s'enquérir de la consistance et de la sensibilité générale de l'œil. Enfin, on tiendra compte des sensations du malade, de l'état de sa constitution et de ses dispositions morbides. Tous ces documents réunis conduiront toujours l'oculiste à un diagnostic précis sur lequel il pourra établir les bases d'un traitement rationnel et efficace.

Nous ne prolongerons pas davantage ces considérations générales : nous allons commencer l'étude des ophthalmies.

Des Ophthalmies.

On appelle *Ophthalmie l'inflammation d'une, de plusieurs ou de toutes les parties qui concourent à former le globe de l'œil,*

L'étendue de cette question a frappé l'attention des ophthalmologistes de toutes les époques, et la plupart se sont efforcés de grouper les affections qui s'y rattachent dans des classifications longuement et péniblement élaborées qui ont à bon droit donné prise à une critique sévère. Quelques-uns n'ayant en vue que le siége de la phlogose ont qualifié les ophthalmies du nom des tissus sur lesquels elles se localisent et ont fait bon marché des circonstances étiologiques au sein desquelles se développent les phénomènes inflammatoires ; d'autres, au contraire, ont émis une classification purement étiologique qui a le défaut de ne rien laisser présumer sur le siége immédiat de l'ophthalmie; pour ceux-là toutes les inflammations de l'œil sont spéciales; elles sont catarrhales, rhumatismales, scrofuleuses, érysipélateuses, abdominales, scorbutiques, etc., etc. Que sais-je enfin, d'après les mêmes auteurs, les yeux d'un même malade peuvent révéler à la fois une foule de diathèses.

Certes, nous admettons volontiers que les inflammations franches et isolées de chacun des tissus qui participent à la constitution essentielle de l'œil ne se rencontrent que dans des circonstances exceptionnelles et que décrire isolément une kératite, une sclérotite, une rétinite, etc. purement inflammatoires, c'est se livrer à des descriptions incomplètes et peu pratiques. Mais ce que nous ne pouvons reconnaître c'est que les influences étiologiques ordinairement si obscures soient toujours susceptibles d'imprimer à la maladie un cachet spécial assez apparent pour qu'elles soient facilement reconnues et appréciées. En effet, l'injection radiée péricornéale, par exemple, qui a été considérée comme l'un des signes pathognomoniques de l'ophthalmie rhumatismale et qui est due simplement à la congestion vasculaire de la partie antérieure de la sclérotique, n'existe-t-elle pas dans la kératite et l'iritis par cause traumatique ? De même, l'ophthalmie qui se localise à la fois dans la conjonctive et la sclérotique, est-elle toujours une ophthalmie catarrho-rhumatismale parce qu'il est d'observation que les influences catarrhales se manifestent de préférence sur les muqueuses et les influences rhumatiques sur les tissus fibro-séreux ?

Ces idées théoriques très-séduisantes, en apparence, ne sont-elles pas la source d'indications erronées et hypothétiques et ne sont-elles pas faites pour conduire toujours à une pratique désastreuse ?

Il est encore quelques ophthalmies sur lesquelles on a eu, selon nous, le tort de ne pas diriger une attention toute particulière et qui méritent, elles seules, le titre de spéciales ou plutôt de *spécifiques*. Je veux parler de ces ophthalmies qui reconnaissent pour cause un principe spécifique, toujours le même, contagieux ou non, qui imprime à leurs symptômes, à leur marche, à leur manière d'être, en un mot, une allure caractéristique; nous avons cru convenable et utile de les réunir sous le seul et même titre d'*ophthalmies spécifiques*.

Loin de nous néanmoins, la pensée, en comblant cette lacune déjà si importante, d'avoir mieux fait que nos devanciers. Nous savons, par avance, que nous ne serons pas à l'abri de quelques reproches, mais nous avons l'intime conviction que la classification que nous adoptons satisfait aux exigences de la pratique, et c'est là le but vers lequel nous avons concentré tous nos efforts.

Voici donc l'ordre que nous adopterons dans l'histoire des ophthalmies :

Dans un premier chapitre sous le titre d'*ophthalmies externes*, nous décrirons seules ou associées les inflammations de la *conjonctive*, *de la cornée* et de la *sclérotique*.

Dans un second, sous le titre d'*ophthalmies internes* nous étudierons de même les inflammations de *l'iris*, de la *choroïde* et de la *rétine*.

Dans un troisième, sous le titre d'*ophthalmies spécifiques* nous ferons l'histoire des ophthalmies *purulentes*, *granuleuses*, *diphthéritiques* et *syphilitiques*.

Dans un quatrième chapitre enfin, sous le nom d'*ophthalmite* nous exposerons l'inflammation simultanée de tous les tissus du globe oculaire, c'est-à-dire le véritable *phlegmon* de l'œil.

CHAPITRE PREMIER.

Ophthalmies externes.

—

CONJONCTIVITE OU INFLAMMATION DE LA CONJONCTIVE.

La *conjonctivite* est une maladie fréquente qui reconnaît pour causes toutes celles qui sont de nature à provoquer une irritation à la surface de l'œil. Une blessure superficielle, par exemple, le contact d'un corps étranger, un cil renversé, une impression d'air froid, etc. Dans le premier cas, on la désigne sous le nom de *conjonctivite traumatique* ; dans le dernier, sous celui de *conjonctivite catarrhale*. Cette dernière forme qui est la plus commune, s'observe au printemps et en automne, par des journées froides ou humides, et règne quelquefois épidémiquement, en même temps que des bronchites et d'autres affections catarrhales.

La *conjonctivite traumatique* est caractérisée par une injection plus ou moins prononcée de la muqueuse oculaire. Cette injection des vaisseaux de la conjonctive est tantôt partielle et tantôt générale; elle s'accompagne de cuisson, de pesanteur dans les paupières, d'une sensation de gravier à la surface de l'œil et d'un peu de trouble dans les fonctions visuelles. Ces phénomènes s'évanouissent souvent avec rapidité et par les seuls efforts de la nature médicatrice. Nous facilitons la résolution de la maladie par des lotions froides, par des applications de compresses imbibées d'eau blanche et par l'occlusion de l'œil.

La *conjonctivite catarrhale* ou *oculo-palpébrale* mérite de plus amples développements. Elle commence par de la démangeaison à la face interne des paupières et au grand angle de l'œil ou par une cuisson légère et un peu de trouble de la vision. En même temps, la conjonctive palpébrale se recouvre de stries fines d'un rouge vif et présente une surface uniformément rouge ou veloutée. De son côté aussi, la conjonctive oculaire prend une teinte rouge générale ou partielle suivant l'étendue de l'inflammation et fournit un écoulement de matière muqueuse qui agglutine les paupières le matin au réveil. Ces phénomènes peuvent persister deux ou trois jours et disparaître ensuite sans les secours de l'art; mais dans quelques cas la maladie progresse, l'injection conjonctivale se prononce davantage, les vaisseaux paraissent tortueux et engorgés, les paupières se tuméfient, la sécrétion muqueuse s'accroît, s'épaissit et forme des croûtes, la cuisson augmente, l'œil larmoie, et devient le siège d'une chaleur très-vive accompagnée d'une douleur tensive qui s'irradie du front jusques dans la région temporale.

Le traitement de l'ophthalmie catarrhale, à cette période, consiste en bains de pieds sinapisés et en purgatifs salins avec la limonade magnésienne ou l'eau de Sedlitz. Le lendemain, nous formulons le collyre suivant

Borax............................... 30 centigrammes.
Laudanum......................... 20 gouttes.
Eau distillée......................... 30 grammes. (Mêlez.)

dont on verse quelques gouttes dans l'œil malade trois ou quatre fois dans la journée.

Et dans l'intervalle, nous faisons protéger l'œil avec quelques compresses imbibées de la solution.

Si la maladie persiste, nous renouvelons la purgation et le bain de pieds, et nous employons les préparations suivantes :

Nitrate d'argent..................... 10 centigrammes.
Eau distillée......................... 30 grammes. (Mêlez.)

Ou bien :

Sulfate de cuivre.................... 15 centigrammes.
Glycérine........................... 15 grammes. (Mêlez.)

Lorsque ces moyens se montrent impuissants ou que la cause de la maladie a agi avec plus de violence, la conjonctivite peut passer au *troisième degré*, et alors tous les phénomènes inflammatoires acquièrent une intensité plus grande; l'injection de la conjonctive palpébrale et de la conjonctive oculaire devient confluente, tous les vaisseaux sont gorgés de sang, une sérosité jaunâtre est sécrétée à la surface de l'œil et s'accumule autour de la cornée, dans le tissu cellulaire sousconjonctival, sous forme d'un bourrelet circulaire, transparent et élastique appelé *chémosis séreux*. Enfin, si l'inflammation est poussée plus loin encore, la sécrétion muqueuse augmente, change de nature, devient mucopurulente, les paupières se tuméfient de plus en plus, et le chémosis séreux est remplacé par un *chémosis phlegmoneux*, rougeâtre, d'apparence charnue, au fond duquel on aperçoit la cornée comme au fond d'un entonnoir. La douleur, la chaleur, la tension sont en même temps à leur comble, et la vue est presque complètement abolie.

A cette période, l'ophthalmie catarrhale peut être aisément confondue avec l'ophthalmie purulente ; on éloignera toute incertitude en réfléchissant que dans cette dernière, la tuméfaction des paupières est très-considérable, qu'elles sont comme œdématiées, que la conjonctive palpébrale est rouge, gonflée et quelquefois granuleuse, que le chémosis est œdémateux, que la cornée a une grande tendance à devenir opaque ou à s'ulcérer et que l'écoulement d'abord citrin devient ensuite très-épais et complètement purulent.

Le traitement de la dernière période de l'ophthalmie catarrhale doit être excessivement énergique. Nous pratiquons d'habitude une saignée du bras et nous scarifions la conjonctive afin de produire un écoulemeut considérable de sang, et une détente instantanée dans les phénomènes inflammatoires. Quelques heures plus tard, nous faisons appliquer le collyre au nitrate d'argent plus haut formulé et nous ajoutons à notre médication les révulsifs sur les extrémités inférieures et des purgations répétées si l'état du tube digestif semble les indiquer.

Quelquefois la maladie se complique de *coryza*, de *toux*, de *bronchite ;* dans ce cas, après la saignée nous employons des médicaments propres à faciliter la transpiration : par exemple, une cuillerée toutes les deux heures d'une potion avec :

> Acétate d'ammoniaque....................... 4 grammes.
> Julep gommeux......................... 120　　»

Et des boissons sudorifiques, l'infusion de fleurs de tilleul, de sureau, de violettes, etc., et s'il y a, en même temps, des douleurs vives, nous recourons à la *poudre de Dower*, à la dose de 50 centigrammes à 1 gramme, à prendre en plusieurs fois dans la journée.

Dans d'autres circonstances, c'est *un embarras gastrique* qui accompagne la maladie et qui paraît la tenir sous sa dépendance. Nous remplaçons alors la saignée par un éméto-cathartique, tel que :

> Tartre stibié........................ 10 centigammes.
> Sulfate de soude.................. 30 grammes.

Dissolvez dans eau simple 250 grammes et donnez quatre cuillerées à bouche de quart d'heure en quart d'heure.

Et comme médication locale, nous conseillons un collyre avec :

> Sulfate de zinc.................. 20 à 40 centigrammes.
> Laudanum R.................... 1 gramme.
> Eau de plantain................. 30 grammes.　　(Mêlez.)

A employer comme les précédeuts.

Il est encore une forme de conjonctivité dans laquelle la conjonctive palpébrale devient le siége d'une éruption qui affecte tantôt la forme de petites vésicules demi-transparentes du volume de la tête d'une épingle tantôt celle de pustules opalines qui se développent à peu de distance du limbe de la cornée. Cette forme particulière de la conjonctivite qu'on pourrait appeler *conjonctivite pustuleuse* s'accompagne d'une injection réticulée de la muqueueuse oculaire et a une grande tendance à envahir la cornée ; on la rencontre de préférence chez les sujets à tempérament scrofuleux ; elle cède très-bien à la préparation ci-dessous :

<pre>
Tannin............................   50 centigrammes.
Glycérine.........................   30 grammes. (Mêlez.)
</pre>

Quant aux conjonctivites décrites dans la majorité des auteurs sous le nom de *morbilleuses*, *varioleuses* et *scarlatineuses*, elles se rattachent aux formes précédemment décrites et ne réclament aucune indication spéciale. Elles disparaissent avec les fièvres éruptives, sous l'influence desquelles elles se sont produites.

Conjonctivite chronique. Lorsqu'une conjonctivite ne s'est pas résolue, soit que le traitement employé ait été insuffisant, soit que les causes qui lui ont donné naissance, persistent encore, l'inflammation passe à l'état chronique et s'accompagne de symptômes anatomiques et physiologiques semblables à ceux de l'état aigu, mais d'une intensité beaucoup moindre.

D'ordinaire alors, les vaisseaux de la conjonctive semblent dans une atonie complète ; ils augmentent en volume et s'étendent en ramifications tortueuses jusqu'au pourtour de la cornée ; l'œil larmoie avec facilité, sécrète un mucus plus ou moins abondant et devient le siége de cuissons et de démangeaisons quelquefois très-vives. Ces symptômes s'exaspèrent de temps à autre sous des influences diverses et persistent quelquefois des mois entiers en se jouant des médications les plus rationnelles.

Le traitement de la *conjonctivite chronique* se compose de médicaments propres à rendre aux vaisseaux leur énergie et leur tonicité primitives. Nous conseillons les lotions avec l'infusion de thé noir, le laudanum et l'alcool camphré étendus d'eau et les pommades rouges formulées à l'article *blépharite glanduleuse*. Dans plusieurs cas nous avons employé avec avantage le mélange suivant :

Sous-acétate de plomb liquide...... 10 grammes.
Huile de noix...................... 10   »   (mêlez.)

On trempe dans ce liquide deux ou trois petites compresses ayant l'étendue des voiles palpébraux. On les applique, le soir avant le coucher; on les recouvre d'un léger gâteau de charpie fine et on maintient le pansement avec une bande modérément serrée autour de la tête. Le matin, au réveil, on bassine les yeux avec de l'eau blanche.

Nous avons aussi souvent formulé un collyre avec :

Pierre divine.................... 5 centigrammes.
Sucre candi...... .... 2 grammes.
Teinture d'arnica. 4   »
Eau distillée.................... 30   »   (Mêlez.)

Enfin, les formules les plus usitées en pareil cas, sont les suivantes :

Sulfate de cuivre.................. 10 centigrammes.
Eau distillée...................... 30 grammes. (Mêlez.)

Ou :

Sulfate de fer. .... 15 centigrammes.
Eau distillée.... .... 30 grammes. (Mêlez.)

Ou :

Sublimé........................... 20 centigrammes.
Eau distillée..................... 30 grammes.

Au moment des exacerbations, nous prescrivons l'application de quelques sangsues à chaque tempe ou bien nous pratiquons nous-même une évacuation sanguine avec la *sangsue artificielle du Baron Heurteloup*.

Ce procédé est commode, et applicable même dans le cabinet.

Enfin, pour assurer le résultat du traitement, nous nous efforçons d'éloigner les malades des causes qui ont engendré l'affection et à la persistance desquelles la chronicité de la maladie est presque toujours étroitement liée.

DE LA SCLÉROTITE OU INFLAMMATION
DE LA SCLÉROTIQUE.

La *sclérotite* est caractérisée par une injection vasculaire discrète qui affecte la forme d'une zone rosée placée autour de la cornée. On la rencontre peu fréquemment à l'état simple, car les plaies, piqûres, déchirures de la sclérotique qui peuvent lui donner naissance sont rarement suivies de phénomènes inflammatoires importants et cicatrisent presque toujours avec une grande rapidité après avoir déterminé une légère rougeur et un peu d'épaississement au point lésé.

La maladie se développe plus fréquemment sous l'influence de causes générales parmi lesquelles l'action du froid humide est la plus commune. D'ordinaire alors, un seul œil est atteint et l'inflammation scléroticale est associée à un certain degré de phlogose de la conjonctive, de la cornée et même de l'iris

Pour peu que la maladie soit intense, les malades éprouvent des douleurs sous forme d'élancements dans les tempes et dans l'orbite, du trouble dans la vue, un écoulement abondant de larmes âcres et brûlantes et de l'horreur pour la lumière. En même temps la cornée paraît légèrement vascularisée, la pupille se contracte et devient perpendiculairement ovalaire, l'iris change de couleur et sa texture rayonnée tend à s'effacer. Enfin, si l'inflammation augmente, la pupille se recouvre d'une exsudation plus ou moins épaisse et la cornée est envahie par des phlyctènes qui laissent après elles des ulcérations toujours difficiles à guérir. La diminution de la vue est d'ailleurs en rapport avec l'état de la pupille et le trouble de la cornée.

Cette affection est rare chez les enfants et se montre surtout chez les adultes. Elle est très-variable dans sa marche, est souvent bénigne et s'évanouit au bout de quelques jours, comme aussi elle peut persister longtemps, revêtir des caractères graves, se compliquer d'iritis et compromettre les fonctions de l'œil. Dans d'autres circonstances enfin la maladie revêt d'emblée des caractères de chronicité et se montre rebelle aux traitements les mieux appropriés.

Dans la forme aiguë lorsque les douleurs sont tensives ou lancinantes, nous commençons toujours le traitement par une saignée générale. Cependant si le tempérament du malade est faible et délicat, nous nous bornons à une application d'une douzaine de sangsues dans la région temporale et nous prescrivons des frictions répétées toutes les trois heures, au-dessus de l'orbite avec la pommade suivante :

Extrait de belladone..................	2 grammes.	
Extrait d'aconit.....................	3 »	
Extrait de ciguë....................	4 »	
Axonge................... ...	30 »	(Mêlez.)

Le lendemain, si la douleur et la photophobie persistent, nous renouvellons l'émission sanguine, nous faisons continuer la friction et nous formulons des pilules avec

>   Calomel.......................... 15 centigrammes.
>   Extrait thébaïque................ 5   »
>   Extrait d'aconit................. 15   »
>   Sirop simple.................... Q. S.

Divisez en 4 pilules à prendre dans la journée.

Sous l'influence de cette médication, les symptômes inflammatoires ne tardent pas à s'amender, et nous achevons la guérison par quelques purgations légères, des pédiluves, des frictions résolutives, et enfin par des toniques.

Dans la forme subaigue ou chronique, nous employons de préférence les dérivatifs, les applications répétées de mouches de Milan dans la région temporale, ou aux apophyses mastoïdes, les pilules d'Anderson ou les grains de santé, enfin les douches hydrothérapiques. En même temps, nous prescrivons l'*huile de foie de morue* et les pilules suivantes :

>   Extrait de feuilles de noyer.......... 5 grammes.
>   Extrait d'aconit..................... 2   »
>   Poudre de belladone................. 2   »
>   Résine de Jalap..................... 4   »

Mêlez et faites 60 pilules dont le malade prend une soir et matin.

Ou bien avec :

>   Aloès............................... 4 grammes.
>   Gomme gutte........................ 2   »
>   Extrait de rhubarbe................. 2   »
>   Essence d'anis. .... 8 gouttes.

Divisez en pilules de 10 centigrammes, 3 par jour.

Enfin, nous faisons bassiner l'œil avec la solution ci-après :

>   Iodure de potassium................. 4 grammes.
>   Eau distillée....................... 100   »   (Mêlez.)

DE LA KÉRATITE
OU INFLAMMATION DE LA CORNÉE.

Quelques auteurs ont pensé que le mot *kératite*, qui signifie inflammation du tissu de la cornée, devait disparaître de la science car l'inflammation était aussi impossible dans cette membrane que dans les cartilages, les tissus fibreux, les poils, les ongles, etc., toutes parties totalement privées de vaisseaux sanguins. Cette opinion, est pleine de justesse et n'est pas à discuter; mais il est cependant incontestable que si la cornée ne s'enflamme pas primitivement, elle participe bien souvent aux phlogoses qui prennent naissance dans les tissus voisins et qu'elle présente alors les phénomènes caractéristiques des inflammations, phénomènes qui ne cèdent qu'à un traitement antiphlogistique.

Nous croyons donc convenable de conserver le mot *kératite*, car nul autre que lui n'est capable de donner une idée juste de la nature des maladies qui envahissent la cornée.

Nous distinguerons plusieurs degrès, suivant que l'inflammation s'étend à cette membrane et envahit, soit la lame épithéliale due à la conjonctive qui la tapisse, soit le tissu même de la cornée, soit encore le feuillet de la capsule de l'humeur aqueuse qui recouvre sa face postérieure. Dans le premier cas, la maladie porte le nom de *kératite superficielle*; dans le second, de *kératite parenchymateuse*; dans le troisième, de *kératite posté-rieure* ou *séreuse*. Ces trois formes de kératite ne se présentent pas toujours isolément. Il arrive au contraire souvent, dans la pratique, que deux d'entre elles, quelquefois même toutes les trois se trouvent réunies ; la maladie porte alors le nom de *kératite mixte*.

Nous allons successivement passer en revue ces différentes variétés

1° *Kératite superficielle*. — La *kératite superficielle* est essentiellement caractérisée par la vascularisation de la cornée sous forme de petits filaments rougeâtres qui semblent être le prolongement des vaisseaux de la conjonctive occulaire, par un aspect terne de la cornée et par du trouble dans la vision en rapport avec l'obscurcissement du miroir, sans photophobie ni larmoiement. La marche de l'affection est lente, quelquefois elle passe à l'état chronique, et alors, si les vaisseaux deviennent assez nombreux pour couvrir toute la surface kératique, elle dégénère en *pannus*, altération pathologique que nous décrirons plus loin.

Cette forme de kératite qui a été appelée *kératite vasculaire* est fréquemment associée à un certain degré de conjonctivite, qui lui a valu le nom de *kérato-conjonctivite*. Elle mérite une exposition spéciale:

La *kérato-conjonctivite* ou *kératite ulcéreuse* de quelques auteurs est commune chez les jeunes gens jusqu'à l'âge de 10 à 12 ans. Elle se montre aussi chez les jeunes filles à l'âge de la puberté et coïncide presque toujours avec un mauvais état de santé, avec un trouble dans les organes de la digestion, de la menstruation et dans les fonctions de la peau. Le tempérament scrofuleux et une constitution lymphatique y prédisposent.

Les malades atteints de cette ophthalmie ont une physionomie particulière. Ils cachent leurs yeux avec leurs mains, se dérobent aux moindres rayons de lumière, contractent leurs paupières avec force et redoutent l'examen le plus superficiel de l'état de leurs yeux. Si toutefois on peut parvenir à soulever les voiles palpébraux on voit s'écouler un flot de larmes brûlantes et on trouve leur face interne fortement congestionnée, la conjonctive oculaire plus ou moins rouge, la cornée terne et entourée d'un cercle de vaisseaux fins qui aboutissent à quelques vaisseaux conjonctivaux gorgés de sang et la pupille fortement contractée. A une époque plus avancée, on remarque une ou plusieurs phlyctènes qui se rompent ensuite et ne tardent pas à faire place à des ulcérations superficielles. Ces phénomènes s'accompagnent de peu de douleur, mais d'une photophobie intense qui ne laisse les malades en repos que dans l'obscurité.

La marche de cette affection est variable : tantôt les phlyctènes disparaissent sans se rompre, par absorption de leur contenu, tantôt l'ulcération s'établit, et alors, ou elle cicatrise et la maladie guérit, ou bien elle continue à s'étendre en surface et en profondeur et laisse après elle tantôt une cicatrice opaque et blanchâtre appelée *leucoma*, tantôt une perforation de la cornée et une hernie de l'iris. Dans quelques cas enfin, un *onyx* ou épanchement purulent dans la substance cornéale, un *hypopion*, une *iritis* viennent s'ajouter à l'ensemble des symptômes que nous venons de décrire.

Le pronostic de la maladie est ordinairement favorable, lorsqu'il n'y a encore ni phlyctènes, ni ulcérations ; mais lorsque celles-ci existent, il faut tenir compte de leur forme, de leur profondeur, de leur étendue avant de se prononcer. On comprend, en effet qu'une ulcération superficielle est moins grave qu'une ulcération profonde, de même que celle qui est périphérique entraîne moins de danger que celle qui est centrale. Ces ulcérations méritent de nous arrêter quelques instants.

Leurs principales formes sont :

1° Les *ulcérations à facettes* ou *planiformes*, résultat d'une sorte d'usure des parties les plus superficielles de la cornée dans un point limité. Elles sont planes, arrondies et transparentes, ce qui fait qu'elles passent souvent inaperçues lorsqu'on n'a pas le soin d'explorer l'œil à l'éclairage oblique. Elles succèdent presque toujours à une phlyctène demi-transparente et leur cicatrisation s'obtient difficilement

2° Les *ulérations en godets* ou *cupuliformes*, résultat de la rupture d'une pustule ou de l'évacuation d'un onyx. Elles s'étendent d'ordinaire profondément dans la cornée, sont arrondies, infundibuliformes, d'aspect grisâtre et siégent presque toujours au centre du miroir; elles sont d'un pronostic encore plus fâcheux que les précédentes.

3° Les *ulcérations annulaires* qui compliquent plus fréquemment les ophthalmies purulentes et siégent sur le limbe kératique. Elles coïncident toujours avec un chémosis considérable et menacent la cornée d'une destruction complète. Leur pronostic est excessivement grave.

4° Les *ulcérations en coup d'ongle* qui ont la forme d'un segment d'anneau et se rencontrent comme les précédentes à la circonférence de la cornée. Leurs bords offrent un petit nuage opalin et ne sont pas vasculaires. Leur guérison s'obtient plus aisément que celle des formes précédentes.

Ces différentes variétés d'ulcérations peuvent prendre, à la longue, des caractères particuliers et se recouvrir d'un détritus d'un blanc grisâtre qui entrave leur marche et leur guérison; on les appelle alors ulcérations *pulpeuses* ou *atoniques*. Elles sont fréquemment suivies de perforation de la cornée et de *leucoma*.

Traitement. — Nous traitons la *kérato-conjonctivite* par une purgation avec les sels neutres, le sulfate de magnésie, de soude, ou bien avec le calomel, le jalap et la rhubarbe :

Calomel...................... 30 centigrammes.
Poudre de Jalap................. 1 gramme.
Poudre de rhubarbe.............. 2 » (Mêlez.)

En même temps, nous prescrivons des onctions napolitaines belladonées autour de l'orbite et l'occlusion de l'œil.

Le lendemain, nous passons à la préparation suivante :

Calomel....................... 1 centigramme.
Magnésie calcinée................. 50 »
Poudre de racine de belladonne...... 2 »
Faites 12 paqnets semblables. — 3 par jour pendant 4 jours.

Si au bout de ce temps les symptômes d'acuité ne se sont pas amendés, nous insistons encore sur les mêmes moyens et nous faisons appliquer un large vésicatoire à la nuque. Enfin, si malgré cet exutoire le mal résiste toujours, nous prescrivons un grand bain prolongé deux heures dans de l'eau tiède additionnée de quatre grammes de bi-chlorure de mercure pour les adultes et de deux grammes seulement pour les enfants, en recommandant aux malades de bassiner leurs yeux avec l'eau du bain. Cette médication, à laquelle nous avons plusieurs fois recouru, a pour résultat de faire disparaître ou diminuer considérablement la photophobie et tous les phénomènes aigus. On peut la continuer pendant plusieurs jours avec avantage. Elle a été indiquée par M. Serre.

La période aiguë ayant disparue, nous songeons à l'emploi des modificateurs généraux, *l'huile de foie de morue* en première ligne ou le *sirop de Raifort iodé*, le *sirop de Portal iodo-ioduré* les *pilules de Plummer* déjà indiquées, ou la préparation suivante formulée par M. Sichel.

<pre>
Chlorure de Baryum .... 2 grammes.
Eau distillée de menthe.............. 15   » (Mélez.)
</pre>
de quatre à huit gouttes, trois fois par jour, dans quelques cuillerées d'eau sucrée.

Plus tard, nous recourons aux préparations aurifères; à la suivante, par exemple :

<pre>
Peroxyde d'or......................... 30 centigrammes.
Extrait de ciguë. .... 4 grammes.
Extrait de feuilles de noyer.............. 4   »
</pre>
Pour 60 pilules. — 2 par jour.

Nous combinons l'emploi journalier de ces divers médicaments avec quelques purgatifs neutres.

Enfin nous insistons en même temps sur un régime tonique, sur le changement d'air, s'il y a lieu, sur l'emploi des bains de mer, si la saison est propice, et sur les moyens de protection de l'œil, tels que visières et conserves colorées.

Dans le cas de vascularisation et d'ulcérations superficielles, nous sectionnons les faisceaux vasculaires et nous touchons légèrement les bords de l'ulcération avec l'extrémité d'un crayon bien poli de sulfate de cuivre; si la cicatrisation languit, nous l'activons avec quelques gouttes du collyre suivant :

Bi-chlorure d'hydrargire..	10 centigrammes.
Laudanum.	1 gramme.
Eau distillée........................ ..	15　　» 　(Mêlez.)

Puis, si l'ulcération est centrale et menace de perforer la cornée, nous dilatons largement la pupille avec une solution d'atropine; si, au contraire, elle est périphérique, nous instillons quelques gouttes de laudanum qui a la propriété de la contracter et de s'opposer ainsi au prolapsus de l'iris. Nous indiquerons plus loin, en nous occupant de la keratite chronique, les nombreux moyens employés pour combattre les ulcérations.

2° *De la Kératite parenchymateuse.* — La *Kératite parenchymateuse* est fréquente; elle est générale ou partielle suivant que la substance de la cornée est toute entière envahie par l'inflammation, ou qu'elle n'est que partiellement atteinte. Elle se présente sous deux formes principales, la forme aigue et la forme chronique.

Dans la forme aigue, la sclérotique est injectée, la cornée est le siége d'une exsudation d'un gris blanchâtre, profondément située et d'épaisseur variable, tantôt régulière, tantôt formée par de petits points d'un gris cendré de la grosseur de la tête d'une petite épingle,

et la surface kératique est recouverte de ramuscules
vasculaires qui communiquent avec les vaisseaux de
la conjonctive scléroticale. Ces phénomènes morbides
persistent pendant quelques jours après lesquels, la
maladie se résout et guérit ou bien s'aggrave et alors la
cornée se ramollit, devient plus proéminente et l'iris
participe à la maladie primitive. Ces symptômes s'accompagnent ordinairement de douleurs de tête, de gêne
dans les mouvements de l'œil, et de trouble de la vision
qui semble ne s'exercer qu'à travers un nuage plus ou
moins épais, suivant l'intensité de l'épanchement kératique. Il y a aussi de la photophobie et du larmoiement,
quelquefois de la chaleur, de la fièvre, de l'anorexie,
etc. En un mot un état fébrile général.

La forme chronique qui est peut-être la plus fréquente offre des symptômes locaux et généraux d'une
intensité moindre. La photophobie, le larmoiement, le
trouble de la vue sont moins considérables; il n'y a que
peu ou pas de douleur, l'injection vasculaire est peu
appréciable et la cornée prend l'aspect du verre dépoli
et une teinte jaune verdâtre.

La kératite parenchymateuse a une marche ordinairement lente : elle est sujette à des améliorations et
à des recrudescences successives, et se termine par le
ramollissement de la cornée et par un staphylôme, lorsque des désordres plus profonds ne surviennent pas. On
la différencie de la kératite superficielle que nous avons
décrite plus haut, par l'ensemble des modifications qui
apparaissent dans le tissu de la cornée, et de la forme
chronique par la photophobie, le larmoiement, l'exsudation kératique abondante, etc.

Les causes de cette affection sont à peu près les mêmes que celles qui ont été signalées à propos de la kératite superficielle. Les individus pauvres, mal nourris, vivant dans des appartements étroits et mal aérés, exposés au froid et à l'humidité, y sont les plus prédisposés. Elle se montre chez les jeunes gens, de dix à vingt ans, et chez les femmes à l'époque de la puberté. Chez les personnes âgées elle se rattache dans bien des cas à la diathèse rhumatismale, et complique d'autres ophthalmies.

Le traitement de cette maladie diffère suivant qu'elle se présente à l'état aigu ou à l'état chronique.

Dans la forme aiguë nous commençons ordinairement par une application de quelques sangsues autour de l'orbite, suivant l'âge et le tempérament du sujet. Quelques heures après, nous faisons pratiquer quelques onctions avec la pommade napolitaine, et nous recouvrons l'œil de bandelettes de taffetas d'Angleterre s'étendant du front à la joue et se croisant sur le milieu des paupières.

Le lendemain nous prescrivons une purgation énergique, avec les pilules d'Anderson, de Morrison ou autres, et si cette première médication ne suffit pas pour enrayer les phénomènes inflammatoires, nous avons recours aux pilules suivantes :

Calomélas.........................	60 centigrammes.
Sulfate de quinine	80 »
Extrait de digitale....	50 »
Extrait de jusquiame.....................	2 grammes.
Sirop simple.........................	Q. S.

Divisez en 30 pilules dont on prend de 4 à 6 par jour.

Et nous faisons instiller dans l'œil quelques gouttes

du collyre suivant qui se montre souvent efficace contre la photophobie intense qui accompagne cette forme de kératite :

Cyanure de mercure.	1 centigramme.
Eau de laurier-cerise.	2 grammes.
Eau distillée.	30 »

Ou bien nous formulons des frictions avec :

Vératrine.	10 centigrammes.	
Chloroforme.	4 grammes.	
Axonge.	15 »	(Mêlez.)

Sous l'influence de ces moyens thérapeutiques, l'inflammation ne tarde pas à disparaître et nous usons ensuite des médicaments généraux propres à modifier l'état de la constitution.

Dans la forme chronique où les symptômes phlogistiques n'offrent pas la même gravité, nous sommes plus sobres d'émissions sanguines et nous soumettons les malades à la tisane connue dans les hôpitaux de Lyon, sous le nom de *Bochet simple.*

R. Gayac râpé		
Salsepareille	à à 8 grammes.	
Squine.		
Sassafras.		
Fraisier	16 »	pour un litre de décocté

A continuer le matin à jeûn et d'une manière suivie pendant trois ou quatre semaines en ayant le soin tous les huit jours d'ajouter :

Pour les enfants de 5 à 6 ans, Séné	5 grammes.	
Sel d'epsom		
Manne.	30 grammes.	
Pour un adolescent. Séné	8 grammes.	
Sel d'epsom		
Manne.	45 grammes.	
Pour les adultes. Séné.	10 grammes.	
Sel d'epsom.		
Manne.	60 grammes.	

Avec cette addition, la tisane devient purgative et porte le nom de *Bochet purgatif*.

Ensuite nous insistons sur la médication locale qui doit être énergique et que nous composons soit de pommades au précipité rouge, soit de collyres avec :

Teinture d'iode......................	1 gramme.
Glycérine..........................	15 » (Mêlez.)

Ou avec :

Essence de térébenthine...............	10 grammes.
Térébenthine de Venise................	20 »

Mêlez. — 3 à 4 gouttes matin et soir.

Nous formulons quelquefois aussi une pommade avec :

Iodure de potassium.................	30 centigrammes.
Huile de foie de morue..............	4 grammes.
Axonge.............................	4 » (Mêlez.)

qui s'emploie comme toutes les pommades anti-ophthalmiques.

S'il existe des ulcérations, nous nous servons de *l'huile de cade* portée à la surface du miroir à l'aide d'un pinceau, et lorsque celles-ci semblent frappées d'atonie, nous recourons soit au collyre du sel marin, ainsi formulé :

Chlorure de sodium..................	de 4 à 10 grammes.
Eau distillée......................	150 » (Mêlez.)

Soit au suivant :

Teinture d'aloès....................	30 gouttes.
Eau................................	30 grammes.

Enfin, dans quelques cas, nous pratiquons des insufflations à la surface de la cornée avec la poudre suivante :

Tuthie..........................	
Calomel.........................	à 2 grammes. (Mêlez.)
Sucre candi.....................	

3º *Kératite séreuse.* — La *Kératite séreuse* est celle que l'on rencontre le plus rarement. Il est nécessaire, pour apprécier les symptômes qui la caractérisent, d'observer la cornée de profil. On aperçoit alors un nuage léger à sa face concave, et quelques petits points opaques, isolés ou réunis en ilots. On observe aussi que l'humeur aqueuse a augmenté de volume et contient des flocons de lymphe et même de pus. En même temps l'iris a perdu son brillant; il est contracté, gêné dans ses mouvements, et semble refoulé en arrière. Les malades éprouvent un sentiment de tension à l'intérieur du globe oculaire, de la photophobie, de l'épiphora, des douleurs qui, s'exaspèrent la nuit, et du trouble dans la vision en rapport avec le degré de l'exsudation cornéenne.

Cette affection est tantôt le résultat d'une blessure, tantôt elle succède à une fatigue des yeux ou à la suppression d'une transpiration habituelle. Elle est souvent rebelle, et a de la tendance à récidiver.

Le traitement de la kératite séreuse est à peu près le même que le traitement des formes précédentes. Nous commençons par une ou plusieurs purgations; puis, nous prescrivons les pilules formulées à l'article précédent et nous faisons suivre cette médication de l'instillation dans l'œil de quelques gouttes d'une solution faible d'atropine. Nous n'employons jamais les collyres stimulants et les pommades excitantes, nous recommandons de les exclure d'une manière complète. Enfin, s'il y a hypersécrétion de l'humeur aqueuse nous pratiquons la paracentèse de la cornée, manœuvre opératoire qui produit instantanément une détente considérable à l'intérieur de l'œil, et facilite la disparition de l'inflammation et des produits exsudés.

Le traitement général consiste à éloigner la cause si l'on peut parvenir à la déterminer. A la suite d'une suppression de transpiration, par exemple, les sudorifiques, les infusions de violettes, de fleurs de sureau, la poudre de Dower, l'acétate d'ammoniaque rendent quelquefois de grands services.

4° *Kératite mixte.* — La *Kératite mixte* est le résultat de la combinaison de deux des formes précédentes. Elle se reconnaît à la réunion de plusieurs des symptômes qui caractérisent chacune d'elles. Ainsi la vascularisation superficielle de la cornée, une opacité profonde, une ulcération, indiqueront à la fois un état inflammatoire de la couche superficielle et du parenchyme de la cornée : ce sera une *kératite mixte*. Son traitement doit être d'autant plus énergique que les tissus sont plus profondément malades. La médication de la kératite parenchymateuse lui est d'ailleurs complètement applicable.

CHAPITRE DEUXIÈME.

Ophthalmies internes.

DE L'IRITIS OU INFLAMMATION DE L'IRIS.

Les inflammations de l'iris reconnaissent presque toujours pour cause une lésion traumatique quelconque,
comme les tiraillements, les attouchements, les piqûres
dans les opérations de cataracte par la méthode dite d'*a-
baissement*. Quelquefois aussi l'iritis est due à l'action
du froid humide, à un refroidissement subit lorsque le
corps est en transpiration, à un courant d'air froid dirigé
sur l'œil et enfin à la syphilis. Cette dernière cause est
même la plus fréquente, et, dans ce cas, l'iritis coïncide
avec l'apparition sur la peau ou les muqueuses de manifestations vénériennes spéciales. L'iritis est alors une
maladie spécifique dont on trouvera la description au
chapitre des ophthalmies syphilitiques.

Inflammation franche de l'iris. — *Le premier degré*
de l'*iritis inflammatoire* est caractérisé par une injection légère de la conjonctive, comme cela arrive dans
toutes les ophthalmies internes. En même temps, l'iris
semble caché par un voile grisâtre, nébuleux, très-
léger ; il offre des changements dans sa coloration normale, mais n'est pas déformé et conserve sa direction.
La pupille paraît un peu plus contractée et moins éclatante qu'à l'état sain, mais elle est encore susceptible

de se dilater dans l'obscurité. Le malade se plaint d'un trouble léger dans la vision, et de quelques douleurs dans la cavité orbitaire.

Au second degré, l'injection conjonctivale est plus intense, l'iris est comme gonflé et vascularisé. Sa coloration est complètement modifiée : s'il était bleu, il devient vert ; s'il était brun, il paraît rouge. La pupille est contractée et irrégulière, et le champ pupillaire est obscurci par une exsudation de lymphe qui l'envahit partiellement ou en totalité, sous forme d'une fumée ou d'une tache nuageuse. Ces phénomènes s'accompagnent d'un état d'angoisse générale, d'agitation fébrile, de soif vive, d'inappétence et de douleurs qui offrent comme caractères particuliers de se développer le soir, d'augmenter la nuit, et de décroître vers le matin. La vue est presque complètement abolie.

Au troisième degré, l'injection de la conjonctive oculaire est générale ; un cercle rougeâtre entoure la cornée, et l'iris semble comme rouillé ou recouvert d'une exsudation blanchâtre. Nous avons eu aussi plusieurs fois l'occasion de constater à sa surface une ou plusieurs taches exsudatives sanguines. La pupille ne se contracte plus : sa forme est irrégulière ; elle est presque complètement oblitérée et enfin il est fréquent de rencontrer dans la chambre antérieure un épanchement de sang et même de pus. Dans cette période extrême de la maladie la vue est totalement abolie, les douleurs sont plus intenses encore, l'état général est mieux caractérisé et le malade a la sensation de mouches volantes, de points lumineux, de corps scintillants qui indiquent la participation de la rétine aux phénomènes inflammatoires.

Cette affection a une marche et un pronostic subordonnés à l'énergie du traitement qui lui est opposé et à la période à laquelle elle est arrivée. Quelquefois on réussit à la guérir en quinze jours : dans d'autres cas, elle se prolonge un mois et plus, passe à l'état chronique, se résout lentement ou se termine d'une manière fâcheuse.

Iritis chronique.— *L'iritis chronique* succède presque toujours à l'iritis aiguë. On voit cependant dans quelques circonstances la maladie revêtir d'emblée une forme lente, et s'établir sourdement sans que le malade y porte une grande attention. Dans certains cas, elle est alors caractérisée par la vascularisation de l'iris formée par deux ou trois vaisseaux très tenus qui se ramifient autour de l'ouverture pupillaire, dans d'autres, par un amas de vaisseaux qui forment des arborisations variées à la surface de l'iris. Plus tard, des exsudations plastiques unissent les bords de la pupille devenue irrégulière ; des adhérences s'établissent entre la capsule antérieure du cristallin et le diaphragme irien ; des taches exsudatives apparaissent à la surface de l'iris, et leur absorption qui reste incomplète, laisse à leur place de petites taches noires ou jaunes, appréciables au fond de la chambre antérieure.

Ces modifications successives s'effectuent sans réaction vive, et le malade n'a conscience de sa maladie que par le trouble de plus en plus considérable qui amoindrit ses facultés visuelles.

Le traitement mérite d'occuper une large place dans l'histoire de l'iritis, car de lui dépend le rétablissement ou la perte de la vue.

Dans la forme aiguë, la première indication à remplir est de combattre la congestion sanguine. Nous débutons par une saignée générale proportionnée à la force, à l'âge, au tempérament du sujet et à l'intensité des symptômes. Au besoin même nous prescrivons une application de sangsues à la tempe. Nous aidons cette première médication par l'occlusion de l'œil, le repos, les boissons délayantes telles que l'eau d'orge, la limonade, l'orangeade, etc., et des applications plusieurs fois répétées dans la journée de pédiluves ou de cataplasmes sinapisés. En même temps pour calmer les douleurs nocturnes, nous faisons prendre toutes les quatre heures une des pilules suivantes :

Extrait d'aconit................... 5 centigrammes.
Extrait thébaïque .... 5 centigrammes.
Valérianate de zinc................ 15 centigrammes.
       Mêlez et divisez en trois pilules.

Ou bien celles qui suivent :

Assa-fétida. .... 50 centigrammes.
Sulfate de morphine... .... 1 centigrammes.
   Divisez en 4 pilules, à prendre de la même manière.

Et au moment du paroxysme, nous faisons appliquer sur le front des compresses imbibées de la solution ci-dessous formulée :

Cyanure de potassium. .... 50 centigrammes.
Eau distillée..................... 120 grammes. (Mêlez.)

Le lendemain, si les douleurs sont moins vives et la congestion moins forte, nous administrons des médicaments qui ont pour but de s'opposer à la formation d'exsudations plastiques dans le champ pupillaire, et qui consistent dans des frictions autour de l'orbite avec :

Proto-chlorure d'hydrargire......... 1 gramme
Camphre......................, 50 centigrammos.
Cérat simple.......... .... 15 grammes. (Mêlez.)

Et dans l'administration intérieure, de deux en deux heures, d'une des prises suivantes :

Calomélas·.................... 20 centigrammes.
Poudre d'opium......... 10   »
Sucre en poudre ....·..... 2 grammes

Mêlez, triturez et divssez en 10 prises égales, à prendre dans de l'eau gommée.

Si, néamoins, la congestion était toujours intense nous ferions encore précéder cette médication d'une nouvelle application de sangsues.

Les jours suivants nous continuons le même traitement en y ajoutant, après avoir examiné l'œil, l'instillation de quelques gouttes de la solution suivante destinée à s'opposer au retrécissement de la pupille.

Sulfate neutre d'atropine........... 10 centigrammes.·
Eau distillée...................... 15 grammes. (Mêlez.)

Sous l'influence de ces agents thérapeutiques la guérison ne se fait pas attendre. Nous la complétons par quelques purgatifs et quelques toniques.

Quelquefois au lieu de nous adresser au traitement précédent, après les émissions sanguines, nous recourons de suite au sulfate de quinine, au nitrate de potasse, à la digitale, à la belladone, etc., dont l'action hyposthénisante sur les tissus vasculaires, choroïde, iris, rétine, etc. nous a paru incontestable.

Dans l'*iritis chronique*, ou dans l'iritis qui remonte à

quinze ou vingt jours environ, nous appliquons pendant quelques jours un traitement antiphlogistique, puis nous prescrivons un large vesicatoire à la nuque à entretenir pendant quelque temps, nous faisons plusieurs fois par jour des instillations d'une solution d'atropine, et nous soumettons le malade à l'usage prolongé des pilules suivantes :

Extrait d'aconit......................	4	grammes.
Extrait de ciguë, ...	15	»
Bi-chlorure d'hydrargire...............	50	centigrammes.
Sirop simple......................	Q. S.	
	F. S. A. 300 pilules.	

dont on prend deux par jours, puis trois, puis cinq en augmentant tous les huit jours. Enfin, après trois ou quatre mois de ce traitement, nous faisons lotionner l'œil malade avec une solution très-légère d'iodure de potassium.

DE LA CRISTALLOÏDITE OU INFLAMMATION DE LA CAPSULE CRISTALINE.

La *Cristalloïdite* étant une maladie dont rien ne démontre l'existence, nous ne croyons pas devoir en faire l'étude. Les vaisseaux et les exsudations qui apparaissent à la surface de la capsule cristalline ne sont le plus souvent que le résultat d'une iritis, d'une choroïdite, ou bien d'une Irido-choroïdite.

DE LA CHOROÏDITE OU INFLAMMATION DE LA CHOROÏDE.

L'histoire de la *choroïdite* restée obscure pendant longtemps, s'est complétée depuis la découverte de l'ophthalmoscope. Jusqu'alors les altérations que la phlogose pouvait déterminer dans la choroïde, comme celles qui se développent dans la rétine, membranes que nous savons essentiellement vasculaires, avaient été ignorées ou confondues, sous le nom d'*ophthalmies internes*, ou d'*amauroses* lorsqu'elles se rattachaient à un état subaigu ou chronique. Nous nous efforcerons dans ce qui va suivre de relater tout ce qui a paru d'intéressant à propos de ces affections.

Causes. — Les causes de la choroïdite sont très-importantes à connaître, car sur elles reposent les principales indications qui font l'objet de son traitement. Elles sont fort nombreuses et peuvent être rangées en deux ordres : les causes prédisposantes et les causes occasionnelles.

Causes prédisposantes. — On a remarqué que les individus aux cheveux noirs, au teint brun, aux yeux saillants, expressifs, aux apparences robustes, sont plus fréquemment atteints de la maladie que les sujets qui ne présentent pas ces conditions particulières ; il est aussi d'observation que le mauvais état des organes digestifs, et, en particulier, du système abdominal y prédispose essentiellement. Enfin on la rencontre encore chez les malades rhumatisants.

Causes occasionnelles. — Les causes occasionnelles sont la fatigue des yeux par des travaux qui demandent une application constante, comme ceux d'horlogerie et de bijouterie, les examens au microscope, l'abus de lunettes trop fortes qui nécessitent de la part de l'organe visuel une activité exagérée, la suppression brusque des règles, d'hémorroïdes fluentes, une constipation opiniâtre, etc., toutes causes qui en favorisant la congestion du cerveau, peuvent occasionner celle de la choroïde.

La choroïdite peut se présenter à l'état aigu, cas particulier, que nous observons rarement, car la plupart des malades ne réclament les secours de l'art que lorsque la période d'acuité a disparu en grande partie et ce n'est plus alors l'inflammation que nous avons à traiter, ce sont les lésions qui en sont le résultat. Le plus souvent, la maladie affecte une marche latente, insidieuse, chronique et se présente sous deux formes principales savoir : 1° la *congestion choroïdienne* ou *choroïdite hypérémique ;* 2° la *choroïdite exsudative* ou *choroïdite chronique, proprement dite;* ces deux formes ne sont à proprement parler que deux degrés subséquents d'une seule et même affection.

Quelques auteurs décrivent encore une troisième forme de choroïdite sous le nom de *choroïdite atrophique ;* nous ne placerons sa description qu'après celle des ophthalmies. Nous allons étudier successivement les deux premières :

1° *Choroïdite hypérémique. — Les symptômes anatomiques* de cette affection ne peuvent être reconnus qu'à l'aide de l'ophthalmoscope, et, dans quelques cas, cet examen devient impossible, parce que l'inflammation existe à la fois dans d'autres tissus de l'œil, dans l'iris, la rétine et la conjonctive. Bien souvent cependant elle existe seule et alors le miroir permet de distinguer une teinte rouge écarlate du fond de l'œil, plus foncée que la teinte normale et une turgescence considérable des vaisseaux tourbillonnés de la choroïde. En même temps, si la maladie persiste, les vaisseaux sous-conjoncti- vaux se distendent et un cercle bleuâtre ou rouge, suivant l'intensité de la congestion, environne la cor- née. Plus tard, enfin, le globe de l'œil durcit, la pu- pille se ralentit dans ses mouvements, l'iris devient terne et décoloré, la sclérotique bleuâtre et la mala- die dégénére en *glaucôme* ou en *phlegmon* de l'œil.

Les *symptômes physiologiques ou subjectifs* sont en rapport direct ave les précédents. Au début, les malades n'éprouvent qu'une tension légère dans le globe de l'œil, tension qui peut dégénérer en tiraillement dou- loureux, s'ils se fatiguent à un travail un peu prolongé. Ils se plaignent d'un trouble dans la vision et racon- tent qu'ils ont sans cesse devant leurs yeux un nuage, une toile d'araignée, dont ils s'efforcent de donner des descriptions très-complètes. Lorsque la conges- tion est plus forte, la douleur tensive est remplacée par des élancements qui s'irradient à la tempe, au front et au-dessous de l'arcade orbitaire; l'œil supporte difficilement le jour; les malades cherchent l'ombre et sont tourmentés par l'apparition de mouches noires, jaunes, vertes, d'étincelles, de points lumineux, dus à la pression que la choroïde engorgée exerce sur la ré- tine. Il est rare, en effet, qu'une hypérémie rétinienne n'existe pas en même temps.

J'ai donné des soins il y a peu de temps à un malade M. F.... qui avait été déclaré atteint d'un commence- ment d'amaurôse par d'honorables praticiens dont il

avait réclamé les conseils. L'exploration ophthalmoscopique me montra chez lui un choroïdite congestive avec
hypérémie de la rétine. Ce malade me racontait qu'il
était poursuivi le soir alors qu'il montait l'escalier obscur qui le conduisait à sa chambre par des illusions
optiques dont il s'efforçait de m'entretenir ; il me disait
entre autres choses, qu'il voyait rouler devant ses yeux
une flamme qui lui donnait la sensation que produit
la rotation circulaire de plusieurs becs de gaz. Par
un traitement approprié cet intéressant client a fini
par voir s'évanouir ces symptômes d'une maladie qui
l'alarmait, et qui aurait pu se terminer par la perte
totale de la vue.

La marche de la choroïdite comme nous l'avons déjà
dit est ordinairement lente. Il résulte des observations
que j'ai pu faire qu'elle progresse par bonds, et comme
par accès; ainsi la maladie éclate, puis survient une
notable amélioration, puis une aggravation nouvelle;
enfin au bout d'un certain temps alors qu'on croit le
mal conjuré à la suite d'une imprudence, de l'exposition
prolongée au soleil, d'une lecture de longue durée, etc.,
tous les symptômes reparaissent avec plus de violence.
Cette seconde attaque du mal s'évanouit plus lentement
que la première, mais reparaît plus tard pour disparaître
encore et ainsi de suite. Ces invasions successives amè-
nent à la longue des altérations graves dans le tissu
de la choroïde : ce sont les *exsudations*.

2° *Choroïdite exsudative.* — L'ophthalmoscope seul
permet de reconnaître les modifications qui surviennent
dans la structure de la choroïde, sous l'influence du se-

cond degré de l'inflammation. Si l'exsudation est *séreuse* on aperçoit à travers la transparence de la rétine une large tache blanchâtre, allongée, irrégulière, ordinairement encadrée par un liséret noirâtre et frangé dû à la couche pigmentaire qui enduit la choroïde et autour de cette tache, des vaisseaux choroïdiens foncés et gorgés de sang.

Si l'exsudation est *plastique* on voit tantôt des plaques grisâtres qui dérobent à la vue les parties sous-jacentes, tantôt de petits points blancs jaunâtres disséminés à la surface de la choroïde. (Fig. 4, pl 1.) Ces exsudations minces ou épaisses soulèvent parfois la rétine, et refoulent le corps vitré; d'autrefois elles se condensent entre la choroïde et la sclérotique.

Il n'est pas rare de rencontrer en même temps dans les environs de la région papillaire de petites plaques jaunâtres, circulaires, entourées d'un cercle noir de pigment. Ces taches qui sont dues à la disparition de la couche pigmentaire apparaissent plus tard d'un blanc nacré, car la couche vasculaire de la choroïde s'atrophie et laisse alors apercevoir la couleur normale de la sclérotique. On rencontre aussi quelquefois de petites taches noires formées par une certaine quantité de pigment accumulé et de petits points rougeâtres produits par l'extravasation du sang à la suite de l'ouverture spontanée d'une artériole ou d'une vénule.

Pour nous résumer nous dirons donc que *la choroïdite exsudative* est caractérisée anatomiquement par la présence des exsudations, par des plaques jaunes résultat de la disparition du pigment , par des amas pigmentaires, par des taches d'un blanc nacré dues à la sclérotique, enfin par des points rougeâtres hemorrhagiques. Nous observerons aussi que le corps vitré est ordinairement ramolli, et contient des flocons grisâtres en suspension, et que la rétine participe presque toujours au travail morbide.

Les symptômes physiologiques de ce second degré de la choroïdite consistent surtout dans la perception de mouches fixes, de couleur et de forme variables, dans de la micropie, des visions lumineuses, et quelquefois dans de la photophobie, du larmoiement et des douleurs tensives assez prononcées.

La marche de cette affection est essentiellement chronique, mais elle est comme la précédente sujette à des exacerbations qui arrivent par intervalle. Son pronostic est toujours grave.

TRAITEMENT.

Les évacuations sanguines générales et locales occupent le premier rang dans le traitement de la choroïdite à l'état aigu. Elles nous ont toujours paru utiles dans la forme congestive, soit à l'époque des exacerbations, soit comme moyen préventif. Nous prescrivons alors, de quinze en quinze jours, les applications d'un petit nombre de sangsues à la face interne des cuisses si nous supposons que la maladie peut avoir son point de départ dans la suppression ou dans la difficulté de la menstruation, et à l'anus, au con-

traire, si, elle paraît dépendre de la cessation d'hémorroïdes fluentes. Dans tous les cas, d'ailleurs, nous
pratiquons des évacuations sanguines dans la région
péri-orbitaire. Les ventouses en gutta-percha, et en
gomme-élastique sont très-commodes pour cet usage. Nous les appliquons aisément dans le cabinet de
consultation.

Nous associons à ce traitement anti-phlogistique les
pédiluves irritants souvent réitérés, le suivant, par
exemple :

Farine de moutarde................... 250 grammes.
Savon noir.......................... . 125   »
     Jetez dans suffisante quantité d'eau chaude.

Des applications froides prolongées, et dans les mo-
ments de recrudescence des frictions autour de l'orbite
avec :

Onguent napolitain................... 15 grammes.
Cérat laudanisé...................... 6   »
Extrait de jusquiame...... 4   »   (Mêlez.)

Sous l'influence de ce traitement il est rare que l'état
aigu ou subaigu ne s'amende pas rapidement. Alors pour
prévenir des exacerbations nouvelles, et pour achever
la résolution de la maladie, nous recommandons les
pilules suivantes :

Aloès succotrin....................... 1 gr. 50 centigr.
Rhubarbe en poudre.................. 4 grammes.
Extrait de coloquinte................ 0,40 centigr.
Savon médicinal...... ... . 2 grammes.
   (Mêlez et divisez en 60 pilules. — 2 par jour.)

Cette médication s'applique surtout très-avantageusement lorsqu'il y a lieu de rappeler les hémorroïdes, de combattre la constipation, et de faire cesser des douleurs de tête sympathiques d'un embarras dans la circulation du système veineux abdominal.

Lorsqu'il y a en même temps, paresse, inertie des intestins, nous préférons la préparation suivante :

> Extrait de jusquiame................ 4 grammes.
> Extrait d'aloès............ 4   »
> Extrait de noix vomique....... ..... 0,60 centigrammes.
> Sulfate de fer.................... 4 grammes.
> (Mêlez et divisez en 60 pilules. — 2 ou 3 par jour.)

Chez la femme, si c'est la menstruation qui est difficile et douloureuse, nous prescrivons la mixture ci-dessous indiquée :

> Décocté d'aloès composé............. 90 grammes.
> Borax ....'............. 4   »
> Teinture d'aloès 12   »
> Teinture de castoréum..... 12   »
> Eau de cannelle............... 50   »
> (Mêlez. — 2 cuillerées à bouche par jour.)

Si les règles sont supprimées, nous employons de préférence :

> Proto-Iodure d'hydrargire..... ...... 0,20 centigrammes.
> Iodure de potassium.............. 8 grammes.
> Teinture de gentiane................. 70   »
> Teinture de Rhubarbe 70   »
> Eau de menthe....... 40   »
> Sirop de nymphéa 20   »
> Eau simple.......... 20   »
> (Mêlez. — 2 cuillerées à café par jour.)

Ou bien des pilules préparées avec :

> Aloès...................... .... 3 grammes.
> Sulfate de fer................... 3   »
> Calomélas .... 0,70 centigrammes
> (Mêlez et divisez en 48 pilules. — 2 par jour.)

S'il y a lieu de croire que la maladie reconnaît pour cause la répercussion d'un exanthème ou d'une affection dartreuse, nous prescrivons :

> Arséniate de potasse .... 0,15 centigrammes.
> Extrait de ciguë...................... 4 grammes.
> (Mêlez et divisez en 64 pilules. — 2 par jour.)

Ou bien :

> Soufre sublimé....................... 10 grammes.
> Sirop de chicorée.... .... Q. S.
> (Mêlez et divisez en 90 pilules. — 3 par jour.)

Dans le cas de diathèse rhumatismale, nous employons un mélange de :

> Teinture d'aconit. .... 4 grammes.
> Teinture de semences de colchique..... 10   »
> (Mêlez et prenez 10 gouttes matin et soir dans un demi verre d'eau gommée.)

Lorsque le commencement de la maladie a coïncidé avec la suppression d'une transpiration habituelle, nous formulons :

> Extrait de douce-amère .... 12 grammes.
> Extrait de salsepareille............... 10   »
> Extrait d'aconit...................... 2   »
> (Divisez en 200 pilules. — 2 à 4 par jour.)

Et nous entretenons la liberté du ventre par quelques laxatifs huileux, ou bien avec les pilules ci-dessous :

> Soufre sublimé....... .... 20 grammes.
> Tartrate de potasse.................. 20   »
> Résine de gayac pulvé................. 10   »
> Sirop simple,........................ Q. S.
> (Mêlez et divisez en 120 pilules. — 6 par jour.)

Enfin si les voies digestives sont en mauvais état, nous associons au traitement le mélange suivant :

```
Bi-carbonate de soude. . . . . . . . . . . . . . .   15 grammes.
Carbonate de magnésie. . . . . . .  . . . . . .    8  »
```
(Mêlez et divisez en 30 paquets ; 2 par jour avant les repas.)

Ou bien les eaux de Vichy, de Saint-Galmier, de Condillac , etc.

Voilà pour les moyens généraux Quant aux moyens locaux , outre les sangsues, les ventouses , les irrigations froides dont nous avons déjà parlé, nous conseillons encore les instillations de quelques gouttes d'une solution faible d'atropine , deux ou trois fois la semaine au moment du coucher. Nous recommandons enfin aux malades d'éviter la moindre fatigue des yeux, de se servir au grand jour de conserves de teinte neutre, et de faire des promenades en pleine campagne.

Dans *le second degré* de la maladie, c'est-à-dire lorsqu'on constate des exsudations , des plaques blanchâtres, des taches pigmentaires, etc., le traitement est rarement aussi efficace que dans le cas précédent ; cependant après avoir combattu la congestion si elle existe , traité les complications, éloigné les causes, lorsque nous pouvons les découvrir , nous prescrivons les pilules suivantes dont nous avons plusieurs fois retiré de bons résultats :

```
Bi-chlorure d'hydrargire. . . . . . . . . . . .   0,60 centigrammes.
Extrait de grande ciguë . . . . . . . . . . . . .   4 grammes.
Extrait de jusquiame Blanche .  . . . . . . .   4    »
Rhubarbe en poudre. . . :  . . . . . . . . . . .   8    »
Savon médicinal. . . . . . . . . . . . . . . . . .  10    »
Sirop simple. . . . . . . . . . . . . . . . . . . . . . .  Q. S.
```
(Mêlez et divisez en 120 pilules. — On commence par 2, puis 3, puis 4 par jour jusqu'à 5, en augmentant d'une toutes les semaines.

Et de quinze en quinze jours nous formulons un purgatif salin.

Quelques oculistes emploient dans ces cas la préparation suivante :

> Infusion de fleurs d'arnica............ 125 grammes.
> Sirop de gomme............ ...., 25 »
> Iodure de potassium................. 2 »
>   (Mêlez. — 3 cuillerées à bouche par jour.)

Nous la croyons surtout applicable à la rétinite exsudative syphilitique.

Enfin, si les moyens que nous venons de mentionner échouent, nous recourons aux révulsifs cutanés, aux vésicatoires à la nuque, ou bien au séton, et concurremment nous instillons, chaque jour quelques gouttes du collyre suivant :

> Iodure de potassium................. 2 grammes.
> Eau distillée de laurier cérise.......... 30 »
> Eau de laitue. .... 30 » (Mêlez.)

Nous prescrivons quelquefois aussi la pommade suivante qui est un dérivatif très-doux que l'on emploie en frictions autour de l'orbite et que l'on continue pendant longtemps :

> Protoiodure d'hydrargire............. 60 eentigrames.
> Iodure de potassium................. 4 grammes.
> Onguent rosat..................... 30 » (Mêlez.)

On en applique soir et matin gros comme un pois sur la tempe, et on frictionne avec la main. On recouvre ensuite la partie d'un emplâtre de diapalme de la largeur d'une pièce de deux francs.

Il est nécessaire enfin que les malades évitent les efforts d'accomodation, les lectures prolongées, la grande clarté, et fassent usage de conserves colorées.

DE LA RÉTINITE OU INFLAMMATION DE LA RÉTINE.

L'étude de la *rétinite* est aussi intéressante et aussi nouvelle que celle de la choroïdite, car c'est à l'ophthalmoscope qu'on en est également redevable. Nous allons passer en revue *la forme aiguë* et *la forme chronique*.

Rétinite aiguë. — *La rétinite aiguë* se présente rarement dans la pratique. Cependant on l'observe quelquefois et alors elle reconnaît pour cause une lésion traumatique , l'impression brusque d'une lumière trop éclatante , une contusion violente , etc.

Son début est rapide. Elle commence par une douleur vive qui se fait sentir dans le fond de la cavité orbitaire, et qui ne tarde pas à s'accompagner d'une photophobie intense, avec resserrement exagéré de la pupille, écoulement abondant de larmes brulantes, perception de flammes rouges, de feux aux mille couleurs (chrupsie), et abolition presque complète de la faculté visuelle. A ces symptômes locaux se joignent d'autres symptômes généraux, la fièvre , l'insomnie, quelquefois le délire. Enfin au bout de peu de temps si l'inflammation n'est pas jugulée par un traitement actif , l'œil tout entier participe à la maladie , qui dégénère en un **véritable phlegmon.**

Le pronostic de cette inflammation est grave , mais cependant elle n'est pas au-dessus des ressources de l'art , lorsqu'on la combat par des moyens énergiques. Son traitement se compose au début d'évacuations sanguines générales et locales , de pédiluves irritants, de purgations drastiques, de frictions napolitaines belladonnées dans la région péri-orbitaire et d'applications froides pratiquées de la manière suivante :

On tapisse l'orbite avec des bandelettes de diachylon

tendues et entre croisées pour protéger le globe oculaire; puis on applique par-dessus un sachet imperméa-
ble en baudruche, ou un fragment d'intestin de mou-
ton rempli de petits fragments de glace, que l'on renouvelle aussitôt qu'ils sont entrés en fusion.

Les applications de compresses imbibées d'eau fraîche en usage dans la pratique de quelques oculistes
ne nous paraissent pas suffisantes, en raison de l'intensité de la phlogose et de la promptitude avec laquelle
des désordres graves peuvent se manifester. Plus tard,
lorsque la maladie dégénère en phlegmon nous employons le traitement exposé à l'article *ophthalmite*.

Rétinite chronique. — Autant est rare la forme inflammatoire précédente, autant est fréquente celle-ci.
Nous la rencontrons journellement, et l'ophthalmoscope nous permet de la distinguer, de l'*amaurose
sthénique ou congestive* avec laquelle elle a été longtemps confondue.

La rétinite chronique n'est presque jamais primitive;
elle est souvent accompagnée d'un cetain degré de congestion ou d'inflammation choroïdienne, ou bien résulte
de la compression produite par une sclérotite qui existe
depuis quelque temps.

L'*étiologie* d'une affection aussi commune est très-
importante au point de vue thérapeutique.Les individus
de complexion frêle, au teint clair,aux cheveux blonds,
à l'œil transparent et brillant comme un miroir, dont
la sclérotique est bleuâtre, dont le regard offre une
expression particulière de douceur, y paraissent prédis-

posés. Leur vue, quoique bonne, se fatigue vite, leur conjonctive oculaire s'injecte facilement, et si par profession, ils sont dans la nécessité de faire des efforts prolongés d'accomodation, ils s'exposent à une hypérémie rétinienne qui, entretenue par l'action prolongée des mêmes causes, progressera peu à peu, et finira par déterminer des altérations matérielles dans la texture de la rétine. La rétinite est encore fréquente chez les horlogers, les graveurs qui travaillent sans cesse avec des loupes très-fortes ; chez les teinturiers, les forgeurs et les mécaniciens qui sont toujours en présence de couleurs très-vives, comme le rouge écarlate ou le feu et enfin, chez les couturières, les lingères et les brodeuses, dont les yeux reçoivent sans cesse des rayons de lumière réflétés par des surfaces blanches Nous mentionnerons encore comme causes prédisposantes l'abus des liqueurs fortes qui, en favorisant les congestions au cerveau, facilite l'hypérémie rétinienne.

La rétinite présente comme la choroïdite deux degrés bien caractérisés : le premier que nous décrirons sous le nom d'*hypérémie choroïdo-rétinienne et papillaire*, le second sous celui de *choroïdo-rétinite exsudative*.

1ᵉʳ degré. *hypérémie choroïdo-rétinienne et papillaire. Symptômes anatomiques*. (Fig. 5, pl. 1.) — La congestion rétinienne peut être partielle ou générale ; dans le premier cas, la papille est le plus souvent hypérémiée, et offre un aspect rougeâtre dû à des ramuscules vasculaires très-fins qui, du centre de la papille, s'étendent à la surface de la rétine, comme le représente la fig. 5, pl. 1. Dans le second, la congestion étant complète, tout le fond de l'œil paraît rouge foncé et la papille rouge elle-même n'est plus reconnue qu'avec peine. En même temps, s'il est possible, à la faveur de quelques parties encore normales de la rétine d'apercevoir les vaisseaux choroïdiens, ils paraissent gonflés et turgescents.

Symptômes physiologiques. — Ce premier degré de la rétinite que l'on a longtemps confondu avec la *kopiopie* ou *fatigue oculaire* est encore remarquable par ses symptômes subjectifs. Les malades racontent en effet, qu'un travail un peu soutenu et qu'une lecture prolongée leur procurent de la gêne et de la chaleur dans le globe de l'œil. S'ils veulent insister, leurs paupières deviennent pesantes, ils éprouvent une véritable douleur tensive dans la cavité orbitaire, et leur vue se trouble. Les caractères leur semblent confus, plus petits qu'ils ne le sont en réalité ; les lettres semblent se déplacer, les lignes paraissent irrégulières, enfin, s'ils persistent encore, leurs yeux deviennent larmoyants, la douleur augmente, et un brouillard épais se répand sur tous les objets. Enfin, ils se plaignent, en même temps, de perception d'étincelles, de flammes, de mouches volantes, et de scotomes lumineux aux couleurs variées.

Choroïdo-Rétinite exsudative. — *Symptômes anatomiques.* (Fig. 1, pl. 1.) — A l'examen ophthalmoscopique, le fond de l'œil apparaît toujours rouge, la papille plus ou moins couverte de ramuscules vasculaires, enfin, on distingue de petites plaques blanchâtres (Fig. 4, pl. 1.) qui masquent et interrompent une portion des vaisseaux papillaires et rétiniens. On ne confondra pas ces exsudations rétiniennes avec les exsudations choroïdiennes, car dans ces dernieres, les vaisseaux rétiniens passent au-devant de l'exsudat qui est formé sur la choroïde, tandis que là où existe l'exsudation rétinienne les vaisseaux de la rétine semblent interrompus dans leur trajet jusqu'aux limites de la plaque exsudative.

Symptômes physiologiques. — A cette période de la maladie, les malades se plaignent rarement de douleurs oculaires ; ils accusent surtout la présence de mouches noires fixes, un obscurcissement plus ou moins complet de la vision, et une interruption dans le champ visuel en rapport avec le siége et l'étendue des taches exsudatives, nous n'insisterons pas davantage sur les symptômes subjectifs, car le diagnostic réside tout entier dans l'appréciation ophthalmoscopique des exsudats.

Le *traitement de la rétinite* repose sur les mêmes bases que celui de la choroïdite. Dans la première période nous insistons sur les moyens propres à amoindrir l'exaltation de sensibilité de la rétine, à déplacer la congestion sanguine, et à diminuer la plasticité du sang pour prévenir les altérations matérielles qui caractérisent le second degré. Enfin, nous cherchons en même temps à éloigner toutes les causes qui ont pu donner naissance à la phlogose, et nous nous efforçons de faire disparaître les complications, et de prévenir les rechutes si elles sont à craindre.

Pour remplir ces indications, nous employons d'abord les émissions sanguines générales et locales, les applications froides sur le globe de l'œil, les bains de pieds sinapisés et les purgatifs drastiques, afin de déplacer la congestion et de produire une déplétion du système lymphatique.

Les formules auxquelles nous recourons sont les suivantes :

Extrait de coloquinte..	8 grammes.
Aloès	15, »
Scammonée................... ....,	15 »
Calomel.	1 »
Savon blanc..........	4 »
Essence de géroffes..................	1 »

F. S. A. des pilules de 15 centigrammes; 1 à 5 par jour.

Ou bien :

Electuaire de séné....................	90 grammes.
Bi-trartrate de potasse.	30 »
Soufre lavé.	15 »
Sirop de chicorée....................	Q. S.
Essence de menthe....................	4 gouttes

(Mêlez. — 2 ou 3 cuillerées par jour.)

Nous avons encore l'*eau de vie allemande*, l'*élixir de Guillé*, etc., et bien d'autres agents thérapeutiques à la disposition de chaque praticien dans tous les cas particuliers. Comme médication locale nous faisons instiller tous les jours plusieurs gouttes d'une solution d'atropine, nous prescrivons des ablutions froides, nous condamnons les yeux au repos, et nous faisons porter aux malades une visière et des verres neutres.

Dans la forme exsudative outre les moyens qui viennent d'être mentionnés, nous employons les exutoires, les vésicatoires, le séton à la nuque et les frictions entre les épaules ou derrière les oreilles avec la pommade suivante :

Tartre stibié.......... ....   3 grammes.
Bi-chlorure d'hydrargire... ....   0,10 centigremmes.
Cérat simple. ....   15 grammes. (Mèlez.)

Ces frictions doivent être répétées à de courts intervalles, de manière à appeler sur les parties indiquées une suppuration de longue durée. En même temps, nous employons comme traitement interne les pilules indiquées à l'article *choroïdite exsudative, page* 160, en ayant soin de doubler la dose du bi-chlorure. Enfin lorsque la maladie remonte à un temps éloigné, alors que les phénomènes d'irritabilité de la rétine ont disparu pour faire place à des symptômes de paralysie, nous joignons aux moyens précédents, des applications locales excitantes , telles que les douches oculaires d'eau fraîche aiguisée avec le baume de Fioraventi, l'alcoolat de Mélisse, l'eau-de-vie de lavande, etc.; les pommades stimulantes,à la strychnine,à l'ammoniaque, etc.,et des applications de petits sachets piqués en mousseline de 5 à 6 centimètres carrés de surface que l'on remplit avec les espèces aromatiques , suivantes :

Fleurs de lavande.....................
Fleurs de sauge................... .....
Menthe poivrée.................. .... } à à Q, 5.
Camomille ....
Romarin.................... ....
Thym.................. ....

Qu'on arrose ensuite avec de l'eau bouillante,et qu'on maintient au-devant de l'œil, à l'aide d'une petite bande passée autour du front et nouée sur le côté. Enfin nous

recourons même à l'électricité dont l'action est émi-
nemment propre à réveiller la vitalité de la rétine.

CHAPITRE III.

Ophthalmies spécifiques.

—

Nous avons déjà nommé les ophthalmies que nous
considérions comme spécifiques, c'est-à-dire les *Ophthalmies contagieuses* et les *Ophthalmies syphilitiques ;*
nous ferons leur histoire dans deux paragraphes.

§ Ier. — OPHTHALMIES CONTAGIEUSES.

Les *Ophthalmies contagieuses* ont été décrites par les
auteurs sous les noms d'*ophthalmies des nouveaux-nés,*
d'*ophthalmies blennorrhagiques,* d'*ophthalmies des armées* , etc. Tous ont donné de leurs symptômes, de leur
marche, de leur traitement et de leur nature même, des
descriptions exactes et fidèles. Mais il en est peu qui se
soient efforcés de les grouper sous un même titre et de
montrer que ces affections si différentes en apparence,
ont des caractères tellement communs qu'au point de
vue pratique il est préférable de les étudier réunies en
indiquant toutefois les formes principales qu'elles
peuvent affecter sous l'influence de leurs causes diverses

tout en conservant leur caractère de spécificité, c'est-
à dire leur caractère contagieux.

Les ophthalmies que nous désignons sous le titre
d'*ophthalmies contagieuses*, se présentent sous trois
formes principales : la forme *purulente*, la forme *granuleuse*, enfin, la forme *diphtéritique* ; nous allons successivement les passer en revue.

Forme purulente. — Au début, les paupières sont
légèrement tuméfiées, leurs bords libres offrent un peu
de rougeur, sécrètent une mucosité blanchâtre et sont
agglutinés, le matin au réveil du malade ; enfin leur
face interne est injectée et rougeâtre. Ces phénomènes initiaux ne tardent pas à prendre une intensité plus grande ; la rougeur se prononce davantage, devient écarlate, s'étend à toute la muqueuse
oculaire qui se gonfle en même temps qu'elle rougit ;
le tissu cellulaire sous muqueux s'imbibe également et
il se forme autour de la cornée transparente un bourrelet épais appelé *chémosis* au fond duquel apparaît la
cornée comme au fond d'un trou. La tuméfaction gagne
même la peau des paupières et donne à l'orbite un aspect caractéristique pour ceux qui ont déjà observé cette
ophthalmie. En effet, la paupière supérieure tombe sur
l'inférieure et elles semblent toutes deux comme imbri-
quées. Dans cet état, l'exploration de l'œil est difficile et
douloureuse. Cependant, si l'on peut parvenir à renverser le voile supérieur et à déprimer l'inférieur, on
aperçoit deux bourrelets rougeâtres garnis de papilles
enflammées qui donnent à la conjonctive l'aspect du
rectum quand sa muqueuse est refoulée au dehors dans

les efforts violents de la défécation. Cette espèce d'ectropion persiste quelquefois jusqu'à ce que l'inflammation se soit considérablement amendée et tant qu'on a pas ramené les paupières à leur position normale.

En même temps qu'on découvre l'œil, il s'écoule une matière chaude et brûlante qui irrite la peau des joues, colle les cils et maintient les paupières hermétiquement fermées si l'on n'a pas le soin de les humecter fréquemment. Cette sécrétion est d'abord liquide et sanguinolente, puis sa densité augmente, elle verdit et empèse le linge, enfin elle devient blanche et crémeuse.

Si après avoir étanché ce pus on cherche à explorer l'état du globe oculaire lui-même, tantôt on trouve la cornée obscurcie au point de ne plus laisser voir l'iris, tantôt elle paraît intacte, d'autrefois enfin elle semble comme ulcérée et prête à se perforer.

Les malades se plaignent d'une douleur violente qui s'étend au front, aux tempes, et dans le fond de l'orbite; ils éprouvent une photophobie intense et un larmoiement abondant qui ne permet pas de prolonger l'examen de l'œil. La réaction générale est aussi portée au dernier degré; il y a de l'agitation, de l'insomnie, parfois du délire et quelquefois même de la stupeur. Le pouls est plein, large, fréquent, la langue blanche, enfin il existe un ensemble de symptômes qui révèlent un état inflammatoire auquel participe le cerveau et qui met en péril les jours du malade. Dans bien des cas cependant, les symptômes réactionnaires n'offrent pas la même gravité et l'ophthalmie n'en a pas pas moins une violence extrême.

La marche de cette affection a souvent une rapidité effrayante, et quelques heures suffisent pour préparer la destruction de l'œil. D'autrefois, au contraire, sa marche est lente, insidieuse pendant quelques jours, puis tout à coup, elle apparaît avec son caractère spécifique et son cortége formidable de symptômes et menace l'œil d'une perte presque certaine.

Forme granuleuse. — La forme granuleuse a toujours un début effrayant et une gravité plus grande que la forme précédente ; ses symptômes sont les mêmes ; seulement en examinant la conjonctive palpébrale et les sinus palpébraux, on aperçoit à leur surface de petites saillies quelquefois isolées, mais le plus souvent confluentes, rapprochées les unes des autres et disposées en pavés. Ces petites saillies qu'on appelle *granulations* sont d'un blanc jaunâtre, ont une forme arrondie ou conique, une apparence charnue et une grande consistance ; elles sont constituées par un épanchement plastique limité au-dessous de l'épithélium de la conjonctive et dans la substance même de sa couche papillaire. Elles diffèrent essentiellement des granulations *vésiculeuses*, *cicatricielles*, *fongeuses*, etc., décrites et observées par certains auteurs dont les opinions différentes à leur sujet peuvent s'expliquer par l'aspect variable des granulations à des périodes diverses ou à la suite de méthodes particulières de traitement.

Lorsque les phénomènes d'acuité ont disparu, la con-

jonctive reprend sa couleur normale entre les granulations qui forment alors des saillies transversales d'un
blanc jaunâtre dont la consistance augmente de plus en
plus. Il est en effet exceptionnel que les productions
granuleuses disparaissent en même temps que l'état
aigu. On les voit, au contraire, fréquemment passer à
l'*état chronique* et alors les paupières paraissent endur-
cies, épaissies, calleuses et il semble que de petites
cicatrices blanchâtres de tissu inodulaire se sont subs-
tituées aux plaques granuleuses.

Cet état chronique qui succède le plus souvent à l'état
aigu s'observe aussi primitivement et s'accompagne
d'une sensation de graviers, de démangeaisons, de larmoiement incessant, de clignotement des paupières,
d'une grande sensibilité à l'éclat de la lumière et de
fatigue de la vue. Ces symptômes bénins qui n'empê-
chent pas les malades de vaquer à leurs occupations
journalières s'exagèrent à la moindre cause d'irritation
et ramènent la période aiguë avec les accidents sérieux
qui en sont la conséquence.

Forme diphthéritique. — Cette forme d'ophthalmie
débute par une douleur vive accompagnée de chaleur
et de gonflement des paupières qui deviennent raides et
difficiles à renverser. Il y a en même temps de la rougeur et de la vascularisation de la conjonctive, un
écoulement d'une matière liquide et purulente, et apparition d'une fausse membrane épaisse, blanchâtre et
facile à détacher, ou bien une infiltration fibrineuse
sans vascularisation, sans rougeur, avec sécheresse
de l'œil ou sécrétion gris jaunâtre, et formation d'une

pseudo-membrane grisâtre très-adhérente. Pendant que ces altérations apparaissent sur la conjonctive, la cornée elle-même se recouvre d'une légère couche opaque puis se ramollit et s'ulcère et enfin finit par se perforer.

La marche de cette ophthalmie est toujours rapide; elle s'accompagne de phénomènes réactionnels très-marqués et entraîne promptement la destruction de l'œil si on ne lui oppose pas une médication active.

Le pronostic de ces trois formes d'ophthalmies est excessivement grave ; rarement elles se terminent par résolution ; le plus souvent, au contraire, il se forme un staphylôme , un prolapsus de l'iris , un ectropion, un hypopion , un leucoma ; ou bien l'œil se vide complètement et la vue est perdue pour toujours. On ne peut fonder quelque espoir de guérison que dans la période de début, plus tard, l'œil est presque toujours désorganisé et il est, impossible, malgré les traitements les plus actifs, d'obtenir son rétablissement. Avant de les indiquer, nous allons nous étendre sur l'étiologie, partie importante de la question.

Etiologie. — Les causes des ophthalmies contagieuses offrent à l'oculiste un intérêt particulier qui nous impose de les examiner en détail.

La forme purulente est fréquente chez les enfants mais dans bien des cas on ne peut rattacher son apparition à une cause évidente et appréciable, c'est même une des raisons qui ont dû engager les auteurs à la désigner sous le nom d'*ophthalmies des nouveaux-nés.* Le plus souvent on l'attribue à l'exposition à une lumière vive à une impression d'air froid, à une influence catarrhale quelconque ou à l'imprégnation des yeux par une matière gonorrhéique, à l'influence de laquelle la tête de l'enfant aura pu être soumise pendant son passage à travers les organes maternels ; elle se propage par contact et règne quelquefois épidémiquement dans les hôpitaux des femmes en couche et dans les hospices destinés à l'enfance où elle frappe de préférence ceux qui naissent faibles et délicats. Les adultes ne sont pas à l'abri de cette affection, mais chez eux le développement de l'ophthalmie reconnaît pour cause l'inoculation de la matière virulente d'une blennorrhagie urétrale, par le contact du doigt ou de linges souillés de pus.

La forme granuleuse qui a été spécialement appelée *ophthalmie des armées*, parce qu'elle a fait des ravages parmi nos militaires, en Egypte surtout, se développe maintenant en France tantôt sporadiquement, tantôt épidémiquement. En Egypte où elle est très-fréquente on l'a attribuée à une foule d'influences diverses ; au vif éclat du soleil, réfléchi par un sol aride, à l'action irritante des sables du désert et aux exhalaisons de la terre après la retraite du Nil. Un climat chaud, une température humide, le défaut de propreté, l'encombrement, une mauvaise alimentation paraissent en favoriser le developpement et la propagation, aussi, elle exerce ses ravages dans les prisons, dans les corps d'armées, dans les salles d'hôpitaux, partout enfin où est aggloméré un grand nombre d'individus.

La forme diphthéritique est plus spéciale à l'enfance; elle est aussi contagieuse depuis son début jusqu'à la disparition complète du produit pseudo-membraneux; elle se développe plus particulièrement sous forme épidémique au printemps et en automne dans les hôpitaux de l'enfance et se rattache dans bien des cas à une affection générale comme le croup, les angines couenneuses et autres affections diphthéritiques.

Traitement. — Lorsque l'ophthalmie se présente sous la forme purulente et qu'elle est comme au début limitée à la conjonctive palpébrale, nous prescrivons des applications froides prolongées, des injections répétées entre les paupières avec l'eau fraîche acidulée ou mieux encore avec le mélange suivant :

> Perchlorure de fer...................... 2 grammes.
> Eau distillée.......................... 100 »

Nous recommandons en même temps d'enduire le soir les bords palpébraux avec de la glycérine afin de s'opposer à leur agglutination pendant le sommeil.

Cette médication, qui se montrerait suffisante si les malades réclamaient de bonne heure les secours de l'art, ne l'est plus lorsque la maladie a atteint une période plus avancée. Nous procédons alors comme nous allons l'indiquer.

Si nous avons à faire à un enfant nouveau-né, nous scarifions superficiellement la muqueuse des paupières de façon à produire un écoulement de sang que nous favorisons à l'aide de lotions tièdes. Ces scarifications ont pour effet de diminuer la tuméfaction des paupières, d'amoindrir le chémosis et par conséquent la pression que ce bourrelet exerce autour de la cornée ; enfin nous pratiquons des injections avec

Perchlorure de fer .... 2 grammes.
Acide citrique...................... 1   »
Eau distillée........ 150   »

Et nous faisons recouvrir l'œil avec un cataplasme de feuilles de cerfeuil.

Chez un adulte, au contraire, nous commençons presque toujours par une saignée du bras ou par une application de vingt à trente sangsues autour de l'orbite. Les scarifications, les injections, les cataplasmes sont ensuite employés comme chez les enfants.

Le lendemain, si la tuméfaction est encore considérable, nous réitérons les scarifications et nous cautérisons toute la face interne des paupières avec un pinceau imbibé de la solution suivante :

Perchlorure de fer liquide à 30°....... 4 grammes.
Glycérine 4   »

Dans quelques cas nous substituons au caustique précédent, la préparation suivante :

Nitrate d'argent...................... 1 gramme.
Eau distillée........................ 6   » (Mêlez.)

Que nous employons de la même manière, en ayant toutefois le soin de neutraliser l'excès du caustique par des lotions avec de l'eau salée et d'enduire ensuite les paupières avec de la glycérine pour lubréfier la surface de l'escharre. L'emploi du nitrate d'argent soit en crayon, soit en solution, est d'un maniement minutieux et son usage prolongé peut entraîner des adhérences vicieuses et des brides cicatricielles susceptibles de compromettre l'organe visuel. C'est à cause de ces inconvénients que nous avons donné la préférence au perchlorure de fer, dont l'action à la fois astringente, caustique et anti-virulente en fait un agent

8.

d'une efficacité remarquable que nous ne saurions trop recommander. Nous l'employons de concert avec les applications froides, les injections détersives, la glycérine et les cataplasmes de cerfeuil; par un pareil traitement il est rare qu'au bout de deux ou trois jours la maladie ne se soit pas considérablement amendée.

A la troisième période, lorsque l'œil est hyperphlogosé, le chémosis volumineux et la cornée opaque ou ulcérée ou prête à la devenir, nous n'hésitons pas à pratiquer encore, coup sur coup la scarification et la cautérisation. C'est sur ces deux méthodes que repose le salut de l'œil; enfin nous nous tenons en garde contre la possibilité d'une perforation de la cornée en faisant pratiquer des frictions belladonées autour de l'orbite et en exerçant sur l'œil une légère compression. La médication générale consiste en purgations énergiques et en bains de pieds sinapisés.

La forme granuleuse à l'état aigu réclame les mêmes moyens de traitement que la forme purulente, mais, comme nous l'avons dit, les granulations passent souvent à l'état chronique et l'ophthalmie est alors une des plus rebelles de toutes celles qui se présentent dans la pratique de l'oculiste; aussi, au lieu d'employer des agents thérapeutiques incendiaires qui ravagent quelquefois profondément les tissus délicats de l'œil, nous recourons toujours à une médication plus bénigne qui ramène graduellement, pas à pas pour ainsi dire, et d'une manière prompte et sûre les tissus envahis à leur condition normale.

Le premier expédient dans lequel nous avons une

entière confiance, consiste à scarifier légèrement les surfaces granuleuses à l'aide de l'instrument appelé *scarificateur*. Après la scarification, nous soumettons le malade au jet d'une douche d'eau tiède qui entraîne une grande quantité de sang. Cette manœuvre opératoire est toujours suivie d'une amélioration notable dans la faculté visuelle et rend les surfaces ainsi dégorgées et ouvertes plus sensibles à l'action des médicaments. Nous sommes dans l'habitude de la pratiquer tous les trois jours.

Immédiatement après la scarification et la douche oculaire, nous cautérisons les parois granuleuses avec un crayon de sulfate de cuivre, ou bien, suivant le procédé de M. Grœffe, avec une pommade contenant :

Sulfate de cuivre.................... 15 centigrammes.
Glycérole d'amidon.................. 5 grammes.

Ou bien encore avec la solution suivante :

Tannin .... 5 grammes.
Gomme arabique.................. 18 »
Eau distillée .... 20 »
(Mêlez et appliquez avec un pinceau à la paupière inférieure.)

L'*acétate de plomb* a été aussi préconisé par M. Buys, qui le porte sur les paupières à l'aide d'un pinceau humide. Nous avons banni ce remède de notre pratique à cause de la gravité des accidents phlegmasiques qu'il suscite et nous le regardons comme un agent plus dangereux encore que le crayon de nitrate d'argent auquel on a adressé des reproches si justes et si fondés. Comme lui, le sel de plomb est susceptible de déterminer des cicatrices vicieuses, des brides inodulaires, des incrustations indélébiles à la surface de la cornée et des phénomènes inflammatoires plus graves que l'ophthalmie elle-même.

Nous nous servons aussi quelquefois des collyres suivants :

    Sulfate de fer...................... 50 centigrammes.
    Tannin.............................. 30   »
    Eau distillée....................... 100 grammes.

Ou bien :

    Chlorure d'or....................... 40 centigrammes.
    Eau distillée....................... 30 grammes.

Ou enfin d'une pommade avec :

    Bromure de potassium................ 40 centigrammes.
    Axonge.............................. 15 grmmes.
    Dont on enduit les paupières avec un pinceau!

La forme diphtéritique réclame les mêmes moyens de traitement que les deux formes précédentes, c'est-à-dire, les émissions sanguines, les applications et les irrigations froides, etc., mais tandis que dans ces dernières maladies, la cautérisation est une précieuse ressource, dans celle-ci tous les agents caustiques quels qu'ils soient peuvent entraîner des désordres graves et même la perte de l'œil. Nous nous bornons à faire répandre de la glycérine entre les paupières pour prévenir l'agglutination de leurs bords et assouplir les fausses membranes et à maintenir l'œil fermé en le recouvrant de légers cataplasmes de cerfeuil et de persil bouillis dans le lait.

Nous insistons surtout sur le traitement général et particulièrement sur l'usage interne du perchlorure de fer à doses graduées en commençant par dix gouttes par jour et en augmentant de dix gouttes chaque jour. Nous le formulons de la manière suivante :

Perchlorure de fer	....	de 10 à 50 gouttes.
Extrait de belladone	....	5 centigrammes.
Sirop de sucre	....	30 grammes.
Eau de menthe	....	15 »
Eau de tilleul	....	45 » (Mêlez.)

Mêlez et prenez par cuillerées dans le courant de la journée.

Et nous faisons toujours précéder cette préparation par l'administration d'un purgatif salin.

M. de Grœffe emploie, dans les mêmes circonstances, le calomel à doses fractionnées et les frictions mercurielles sur les cuisses et les bras.

Enfin à une période avancée de la maladie, alors que la raideur des paupières a disparu et que la sécrétion purulente est bien établie, nous appliquons localement une solution étendue de perchlorure de fer, si toutefois la cornée n'est pas trop ramollie ou ulcérée. Cet agent nous paraît encore préférable au nitrate d'argent, après l'emploi duquel éclatent quelquefois de nouveau les symptômes qui nous l'ont fait proscrire au début.

Outre les traitements précédents que nous pouvons appeler traitements curatifs, les trois formes d'ophthalmie que nous venons de passer en revue nécessitent encore un *traitement prophylactique* qui consiste à éloigner les malades des personnes qui les entourent et dont les yeux se trouvent encore dans des conditions normales. Dans une famille, par exemple, on veillera à ce que l'enfant qui est atteint, couche seul et ne se serve que de linges, éponges, etc. à lui destinés; dans un collége, on conseillera de rendre le malade à ses parents jusqu'à son entière guérison; enfin dans un hôpital, dans une crèche, une salle particulière sera affectée à ces diverses maladies, et les médecins eux-mêmes s'entoureront de précautions nombreuses pour explorer les yeux de leurs malades.

§ II. — OPHTHALMIES SYPHILITIQUES.

La diathèse syphilitique dont les manifestations spécifiques apparaissent dans la plupart des tissus de l'économie, est susceptible de déterminer dans les organes de la vision des affections inflammatoires qui ont un aspect particulier et un cachet caractéristique. Naguère encore, on pensait que l'iris était la seule membrane qui pût être le siége de ces phénomènes spécifiques, mais il est incontestable aujourd'hui que cette diathèse étend également son action sur les membranes profondes de l'œil, sur le choroïde et la rétine. Pour nous, l'observation nous à appris à nous convaincre qu'il existe, outre l'iritis spécifique, une *choroïdo-rétinite aiguë syphilitique* bien distincte de la choroïdo-rétinite dont nous avons déjà fait l'exposition.

Nous allons décrire successivement ces deux ophthalmies.

Iritis syphilitique. — La maladie débute ordinairement d'une manière brusque et sans causes appréciables; elle envahit d'emblée le parenchyme de l'iris et y détermine en fort peu de temps des désordres d'une gravité extrême. Si l'on examine l'œil lorsque la maladie est bien développée, toute la surface conjonctivale paraît fortement injectée, la cornée semble trouble et terne, et la pupille est considérablement contractée. En même temps, l'iris est le siége d'une tuméfaction énorme; son petit cercle présente une coloration cuivreuse et à sa surface on aperçoit tantôt de petites taches dues à une extravasation de sang, tantôt de petites tumeurs sous forme d'excroissances d'un brun rougeâtre qu'on a appelé *condylômes* ; enfin la pupille est presque toujours déformée de bas en haut et de dehors en dedans. A une période plus avancée, on peut trouver l'humeur aqueuse obscurcie par un épanchement de lymphe ou de pus et le champ pupillaire occupé par une exsudation blanchâtre qui empêche complètement la vision.

Les malades atteints de cette ophthalmie éprouvent le soir et dans la nuit surtout, des douleurs violentes qui s'étendent au front, à la tempe et dans tout le voisinage de l'orbite. Ces douleurs se calment au lever du jour, disparaissent presque entièrement dans la journée et se réveillent encore les nuits suivantes. Elles s'accompagnent de photophobie, de larmoiement, de trouble considérable dans les facultés visuelles, de phénomènes généraux, de fièvre et de symptômes syphilitiques secondaires, tels que, ulcérations à la gorge, éruptions pustuleuses ou squammeuses, et douleurs ostéocopes, etc., etc. .

Le diagnostic de cette affection repose entièrement sur l'existence de la coloration cuivreuse du petit cercle irien, sur la déformation anguleuse de la pupille, sur

la présence des tumeurs condylômateuses, de l'exsudation de lymphe qui occupe le champ pupillaire et des
symptômes qui caractérisent la période secondaire de
la syphilis.

Traitement. — L'iritis syphilitique est une maladie
toujours grave qui, abandonnée à elle-même ou traitée
par des moyens peu actifs, entraîne la perte de la vue.
Un traitement rationnel, au contraire, conduit presque
toujours à une entière guérison.

Les indications sont de deux ordres : la première,
réside dans l'emploi énergique de la médication antiphlogistique ; la seconde, dans l'usage des préparations
spécifiques. Nous débutons ordinairement par une saignée générale ou par des applications de sangsues
dont le nombre est subordonné à la force et à la constitution du malade. En même temps nous prescrivons :

> Proto-iodure d'hydrargire .. .. 1 gramme.
> Extrait de lactucarium................. 1 »
> Extrait de ciguë....................α.. 4 »

(Mêlez et divisez en 50 pilules, et prenez 6 par jour pour commencer, puis
9, dose qu'il ne faut pas dépasser.

Le lendemain, nous réitérons les applications de
sangsues si les symptômes inflammatoires persistent
encore, enfin les jours suivants lorsque ceux-ci ont
complètement cédé, nous instillons chaque matin quelques gouttes d'une solution mydriatique. Nous achevons la guérison par quelques purgatifs et un traitement anti-syphilitique complet.

Dans quelques cas, l'iritis se présente sous une forme insidieuse et suit une marche chronique. Nous insistons alors sur les purgatifs répétés, les bains de pieds

sinapisés, sur les pilules précédentes et nous prescrivons simultanément de petites quantités d'iodure de potassium. Nous commençons par dix centigrames par jour, au bout d'une semaine, nous arrivons à vingt-cinq à la troisième, à quarante, puis enfin à cinquante ; et nous redescendons graduellement aux dix centigrammes par lesquels nous avons commencé le traitement. Dans des circonstances analogues M. Desmarres emploie la préparation ci-après :

Bi-chromate de potasse................. 1 gramme.
Extrait thébaïque........... ,......... 1   »
Sirop simple........................... Q. S.

(Mêlez et faites 100 pilules dont on prend deux par jour; 1 le soir et 1 le matin.)

CHOROÏDO-RÉTINITE SYPHILITIQUE.

La *Choroïdo-rétinite syphilitique* débute d'une manière moins rapide que la rétinite aiguë franche ; elle est caractérisée par une sensibilité excessive des yeux par une photophobie intense qui oblige les malades à fuir le moindre rayon de lumière et à chercher les lieux obscurs, par un malaise général, des douleurs de tête, de la chaleur et de la pesanteur dans le globe oculaire et par un trouble notable dans les facultés visuelles. Si l'on interroge les malades sur les causes présumées de leur maladie,ils ne peuvent rattacher son apparition à l'influence de celles qui produisent le plus communément la congestion de la rétine. Enfin, si l'on examine leurs yeux, on ne trouve rien d'anormal ; il n'y a ni rougeur, ni gonflement ; la pupille conserve sa mobilité et sa coloration et les milieux de l'œil paraissent transparents.

L'ophthalmoscope seul permet de découvrir une injection vive du fond de l'œil et une surabondance de vaisseaux qui masquent presque complètement la papille du nerf optique.

Ces symptômes qui marquent pour ainsi dire le premier degré de la choroïdo-rétinite syphylitique s'amendent rapidement sous l'influence d'un traitement anti-vénérien. Mais il arrive souvent que l'affection qui débute de la sorte et dont on n'a pu trouver la cause réelle n'est combattue que par les anti-phlogistiques qui ont bien pour résultat de diminuer la congestion, mais qui sont insuffisants pour détruire le principe spécifique qui tient les phénomènes inflammatoires sous sa dépendance directe ; il arrive alors que la rétinite ne tarde pas à passer de la période aiguë ou congestive à la période *exsudative* ou chronique, forme fréquente qu'on a jusqu'à ce jour désigné sous le nom d'*amaurose syphilitique*, non pas, que les symptômes qui l'accompagnent servissent à la faire reconnaître, mais parce que le traitement anti-vénérien qu'on lui appliquait souvent en désespoir de cause, se montrait efficace et révélait, par cela même, la nature spécifique de l'affection.

La *choroïdo-rétinite spyhilitique exsudative* est caractérisée par la présence de petites plaques blanchâtres, limitées, régulières, souvent environnées d'une auréole d'un rouge brun et ayant leur siége dans le segment postérieur de l'œil. La papille semble aussi légèrement saillante et apparaît confusément à travers un nuage plus ou moins épais d'une couleur jaune grisâtre qui n'est autre qu'un exsudat syphilitique. Les vaisseaux rétiniens sont tantôt engorgés, tantôt amincis ; enfin, la rétine paraît œdémateuse, épaisse et l'on observe çà et là des amas de pigment décoloré et un peu de trouble dans la partie postérieure du corps vitré.

Les malades atteints de cette affection se plaignent d'une diminution progressive et quelquefois subite de leur vue. Chez la plupart enfin, au centre des objets qu'ils regardent, se trouve une tache grise ou noirâtre assez large appelée *scotome*. Ordinairement la choroïdo-rétinite syphilitique persiste peu de temps au premier degré et quelquefois même la période chronique s'établit sans qu'il y ait eu antérieurement des phénomènes aigus. Elle n'atteint d'habitude qu'un seul œil. Sa marche est lente et irrégulière et son pronostic est moins fâcheux que celui de la choroïdo-rétinite franche. Elle est sujette à des récidives et laisse toujours après elle quelques troubles visuels, qui sont dus à ce que le fond de l'œil ne retrouve jamais sa couleur et sa transparence primitive.

La *cause* de cette affection est la diathèse syphilitique, aussi se rencontre-t-elle bien rarement sans être accompagnée de symptômes syphilitiques secondaires ou tertiaires, plaques muqueuses, végétations, ulcérations, tumeurs gommeuses, exostoses, etc.... qu'il est important de rechercher. On la soupçonnera chaque fois que l'ophthalmoscope aura montré des exsudats limités au segment postérieur de la choroïde, et une infiltration œdémateuse de la rétine et de la papille.

Le traitement de cette affection est le même que celui de l'iritis syphilitique. Au début nous employons les saignées générales et locales , les purgatifs drastiques et les pilules indiquées à l'article précédent, ou bien encore les suivantes d'après la formule de Sédillot :

Onguent napolitain.	3 grammes.
Savon médicinal..................	2 »
Poudre de réglisse	1 »

F. S. A une masse et divisez en **25** pilules dont on prend d'abord une soir et matin. Au bout de cinq jours on en prend une troisième, et après quinze jours une quatrième, dose qu'il ne faut pas dépasser.

Dans la forme chronique nous recourons à l'emploi simultané de l'iodure de potassium , de la tisane de Feltz et des préparations auriques. La tisane de Feltz se prépare de la manière suivante :

Salsepareille...........	68 grammes.
Colle de poisson....................	10 »
Sulfure d'antimoine..................	89 »
Eau............	2 liitres.

On renferme le sulfure dans un nouet et on fait bouillir toutes ces substances dans un vase de terre jnsqu'à réduction du tiers.

Nous la faisons additionner d'une quantité suffisante d'iodure de potassium (50 centigrammes à 1 gramme par jour), et nous soumettons les malades aux frictions linguales avec les pilules de chlorure d'or et de sodium indiquées à la page 84. Ces préparations amenant presque toujours une constipation opiniâtre, nous prescrivons tous les huit jours un purgatif salin. Enfin, nous instillons de temps en temps quelques gouttes d'une solution faible d'atropine et nous prescrivons des lotions avec une solution très-faible d'iodure de potassium.

Il est rare qu'après trois ou quatre semaines de traitement il n'y ait pas une amélioration notable.

CHAPITRE IV.

De l'Ophthalmite ou Phlegmon de l'Œil.

L'*Ophthalmite* est l'inflammation de la totalité du globe de l'œil; elle survient souvent à la suite de l'inflammation des différents tissus qui entrent dans la composition de cet organe, par exemple, après une conjonctivite, une kératite, une iritis, etc. On la rencontre aussi à la suite de coups, blessures et plaies contuses.

Les *symptômes* qui annoncent cette maladie sont : la rougeur et le gonflement des paupières, surtout de la supérieure qui vient empiéter sur l'inférieure, et la déprime ou la renverse; une tuméfaction considérable du tissu célullaire sous-conjontival, un chémosis charnu qui encadre profondément la cornée, enfin, si cette dernière membrane conserve encore assez de transparence pour permettre d'apprécier l'état des parties plus profondément situées, l'iris paraît décoloré, la pupille immobile et fortement contractée. En même temps, il se produit un écoulement de larmes brûlantes, la vue est notablement diminuée, il y a horreur de la lumière et les malades se plaignent de douleurs pulsatives intra-orbitaires qui s'irradient vers la tempe et s'étendent dans tout le côté de la face qui correspond à l'œil enflammé Cet ensemble de phénomènes s'accompagne d'un état fébrile général et quelquefois d'un délire intense.

A cette période la phlegmasie peut encore être enrayée dans sa marche par des moyens énergiques, et alors la douleur, le gonflement, la tension du globe, le chémosis, tout en un mot, rentre dans l'ordre en laissant toutefois une altération plus ou moins complète de la faculté visuelle. Dans le cas contraire, c'est-à-dire, lorsque les progrès de l'inflammation n'ont pas pu être bornés, tous les phénomènes morbides acquièrent plus d'intensité, les douleurs augmentent, il survient des frissons, des exacerbations fébriles, enfin, tout le cortége des symptômes qui indiquent la formation du pus. Plus tard encore, la cornée se rompt et la matière purulente s'évacue au dehors en amenant une amélioration instantanée dans l'état du malade.

La *marche* de cette affection est ordinairement rapide; elle n'est susceptible de guérir que lorsqu'elle est vigoureusement attaquée dès le début. Presque toujours elle se termine par rupture et atrophie de l'œil.

Traitement. — Nous débutons par une saignée générale suivie bientôt d'une application de vingt à vingt-cinq sangsues derrière l'oreille et de deux ou trois dans la narine du côté malade. En même temps nous prescrivons :

Aloès	1 gramme.
Scammonée	50 centigrammes.
Résine de jalap	50 centigrammes.
Sulfate de quinine	50 centigrammes.
Sirop simple	Q. S.

Mêlez et divisez en douze pilules dont on prendra une toutes les deux heures.

Et des frictions péri-orbitaires répétées toutes les quatre heures avec :

Extrait de jusquiame	2 grammes.
Extrait thébaïque	2 »
Extrait d'arnica	2 »
Camphre...............................	50 centigrammes.
Axonge fraîche........................	30 grammes. (Mélez.)

Enfin, des applications continuelles de glace sur l'œil et des cataplasmes sinapisés aux extrémités inférieures.

Le lendemain, nous renouvelons l'application de sangsues et nous continuons les mêmes traitements en y ajoutant toutefois l'incision du chémosis et la paracentèse de l'œil dans le double but de produire un écoulement de sang et une détente générale en diminuant la tension du globe oculaire.

Si malgré une médication aussi énergique les symptômes qui annoncent la formation du pus viennent à apparaître, nous prescrivons des applications émollientes afin de la favoriser, et nous n'hésitons pas à plonger dans l'œil un bistouri pour donner une large issue à la matière purulente et pour conserver une partie suffisante du globe, susceptible de recevoir un œil artificiel.

Le traitement consécutif consiste à panser la plaie comme une plaie simple et à réparer l'organisme à l'aide de préparations toniques parmi lesquelles le vin de quinquina occupe la première place.

CHAPITRE V.

Maladies diverses de l'Œil.

MALADIES DE LA CONJONCTIVE.

Xérosis.

Le Xérosis, appelé aussi *Xérophthalmie* par quelques auteurs, est une maladie dans laquelle la conjonctive oculaire épaissie prend l'aspect de l'épiderme de la peau. Cette affection rare d'ailleurs est quelquefois congénitale et reconnaît le plus souvent pour causes directes une conjonctivite chronique ou l'exposition constante du globe de l'œil au contact de corps étrangers, comme la poussière et le sable, enfin l'application intempestive de collyres ou de pommades trop énergiques qui désorganisent le tissu conjonctival et suppriment la suppression muqueuse destinée à lubréfier l'œil et à faciliter le jeu de ses mouvements. Cette altération de la conjonctive s'accompagne d'une sécheresse considérable de l'œil, de la suppression du fluide lacrymal et de la perte de sensibilité de la surface du globe oculaire. Plus tard, si la maladie augmente, la conjonctive se plisse, se ride et finit par ressembler à du parchemin. Enfin, si la cornée participe à l'altération

pathologique la vue s'affaiblit, se trouble et disparaît
même complètement suivant le degré de cutisation de
l'épithélium cornéal.

PTÉRYGION.

Le *Ptérygion* connu aussi sous le nom d'*onglet* est
une dégénérescence partielle de la conjonctive, se
présentant sous forme d'une excroissance triangu-
laire dont la base est en rapport avec la surface oculo-
palpébrale et dont le sommet est dirigé vers la cornée
en s'arrêtant à sa circonférence ou en s'étendant sur
son tissu sans toutefois en dépasser le centre.

Cette maladie se rencontre plus souvent chez les
personnes âgées que chez les jeunes gens ; elle s'est
présentée cependant deux fois chez des enfants de 8 à 10
ans et même sur un nouveau-né. Son lieu d'élection est
presque toujours l'angle interne de l'œil, mais on la
voit quelquefois aux extrémités du diamètre vertical et
même à chaque extrémité des deux diamètres en
affectant la disposition d'une croix de Malte.

L'*étiologie* du ptérygion est encore environnée d'une
grande obscurité. On attribue son origine à une inflammation chronique de la conjonctive ou au contact de
corps étrangers, tels que poussière, sable, grains de
poudre, etc., entraînés vers l'angle interne de l'œil
par le fluide lacrymal.

La maladie débute toujours sur le blanc de l'œil,
c'est-à-dire par la base. Le ptérygion est alors simplement *celluleux*, mince et demi-transparent, et le plus
souvent il s'arrête à la circonférence cornéale. Plus

tard, il peut s'avancer sur le tissu même de la cornée et troubler légèrement les fonctions visuelles. D'autrefois, le ptérygion est *musculeux*; plus épais, d'apparence charnue, rougeâtre, et sillonné par de nombreux vaisseaux, il devient, s'il empiète sur la cornée, un obstacle véritable à la vision et gêne les mouvements de l'œil. Dans tous les cas sa marche est lente et l'on voit bien des malades atteindre un âge avancé sans que la maladie soit assez développée pour les incommoder.

Son *traitement* consiste dans de légères cautérisations pratiquées dès le début avec une solution de nitrate d'argent ou de sulfate de cuivre, ou dans l'instillation répétée de quelques gouttes de laudanum.

Plus tard, à l'exemple de M. Decondé, nous appliquons sur toute l'étendue de la tumeur une couche d'*acétate de plomb neutre*. Nous l'y laissons séjourner quelques instants et nous l'enlevons ensuite avec un petit pinceau imbibé d'eau fraîche. Nous renouvellons cette application pendant huit ou dix jours après lesquels le ptérygion disparaît complètement. Lorsque ces moyens thérapeutiques échouent, nous recourons à l'ablation de la tumeur, opération que nous pratiquons en passant préalablement, sous sa partie moyenne, une aiguille armée d'un fil de soie.

PINGUICULA.

Le *pinguicula* est une petite tumeur de forme lenti-culaire, d'apparence graisseuse, de couleur jaunâtre, se développant dans le tissu cellulaire sous conjonctival vers l'angle interne ou externe de l'œil. On ne le rencontre que chez les gens âgés et ordinairement les deux yeux en sont atteints. On ignore les causes qui président à son développement ; jamais il n'envahit la cornée et par conséquent il ne trouble en rien les fonctions visuelles. Nous n'employons aucun traitement contre cette affection tant qu'elle n'a pas pris des proportions considérables. Dans ce cas, nous en pratiquons l'excision avec le bistouri ou les ciseaux.

TUMEURS, KYSTES ET MALADIES DIVERSES DE LA CONJONCTIVE.

Des tumeurs, des kystes, des polypes, des végétations, des excroissances de nature fongueuse sont susceptibles de se rencontrer sur tous les points de la conjonctive oculaire. Ces tumeurs ne demandent l'intervention de l'oculiste que si elles deviennent une cause permanente d'irritation et si elles gênent les fonctions de l'œil et des paupières. On en fait alors l'ablation avec des ciseaux courbes sur le plat.

§ 2. — MALADIES DE LA SCLÉROTIQUE. — STAPHYLÔME DE LA SCLÉROTIQUE.

L'inflammation de la sclérotique, les blessures, les contusions du globe oculaire peuvent avoir pour résultat la formation d'une ou de plusieurs tumeurs qui proéminent sur le blanc de l'œil. Ces tumeurs, dues au ramollissement, à l'amincissement et à la distension d'une portion de la sclérotique, portent le nom de *staphylômes de la sclérotique*.

Le *staphylôme sclérotical* se présente sous la forme d'une saillie d'un noir bleuâtre, de volume variable depuis celui de la tête d'nne épingle jusqu'à celui d'un pois et placé près du limbe kératique. Dans quelques cas, plusieurs saillies sont placées les unes à côté des autres autour de la cornée, le blanc de l'œil est sillonné par des vaisseaux engorgés et variqueux et le globe oculaire proémine entre les paupières. Cette affection offre la plus grande gravité. Elle est l'expression habituelle d'une inflammation sourde des membranes profondes du bulbe ; elle abolit toujours la vision d'une manière plus ou moins complète et expose, au bout d'un certain temps, l'œil à se vider par la rupture des membranes qui constituent la tumeur.

On évitera de confondre les saillies staphylômateuses avec certaines tâches noirâtres pigmentaires que l'on rencontre quelquefois sur la sclérotique et qui ne troublent en rien les fonctions visuelles. Ces taches n'ont aucun relief, sont irrégulières et toujours congénitales.

Le *traitement* du staphylôme est purement palliatif et n'a pour but que de diminuer le volume de l'œil et les douleurs causées par la distension du globe oculaire. Dans aucun cas on ne peut songer à rétablir la vue.

§ 3. — MALADIES DE LA CORNÉE.

Les maladies principales de la cornée sont presque toutes le résultat des inflammations aiguës ou chroniques qui se sont développées à sa surface ou qui se sont étendues à son parenchyme ; ce sont les *taches* ou *taies*, le *kératocèle*, la *perforation* et la *fistule*, le *pannus*, le

staphylôme pellucide, les *excroissances,* le *gérontoxon,*
l'*onyx* et les *abcès.*

TAIES DE LA CORNÉE.

Les *tâches* ou *taies* de la cornée accompagnent habituellement la kératite aiguë ou chronique ou bien succèdent à une lésion traumatique. Elles sont *superficielles, moyennes* ou *profondes.*

Dans le premier cas, elles portent le nom de *néphé-
lions* et se présentent sous la forme d'une exsudation
demi transparente, superficielle, d'un blanc bleuâtre,
ne proéminant jamais au-dessus de la surface kératique
et n'entraînant que fort peu de trouble dans les phénomènes visuels, car les malades voient encore, mais
comme à travers un nuage.

Dans le second cas, on les appelle *albugos* et elles
sont formées par une exsudation plus abondante, plus
épaisse, mieux circonscrite, de couleur blanchâtre,
d'aspect crayeux dépassant le niveau de la cornée;
quelquefois aussi elles affectent la forme d'une traînée
blanchâtre qui part du centre et s'étend jusqu'au limbe
kératique. Lorsque ces opacités sont centrales, elles
peuvent abolir complètement la vue des objets placés
directement en face.

Dans le troisième cas, elles portent le nom de *leucômes*
et résultent d'une cicatrice opâque due à une lésion
traumatique ou à un ulcère, suivant que leur forme
est circulaire ou linéaire. Les leucômes ont à peu près
les mêmes caractères que les albugos. On les différencie
cependant en observant que dans les premiers il y a

souvent adhérence de l'iris avec la tache opaque ou bien qu'en examinant l'œil par l'éclairage oblique l'opacité s'étend en arrière jusqu'à la face postérieure de la cornée. Dans les albugos, au contraire, l'éclairage oblique permet de reconnaître en avant ou en arrière de la tache des lamelles de cornée encore saines et transparentes.

Les trois types que nous venons de décrire ne se présentent pas toujours aussi bien caractérisés que la théorie semble l'indiquer ; il est fréquent, en effet, de voir une taie présenter un noyau leucômateux entouré d'une auréole d'albugo. Dans ce cas, la taie est appelée *tache mixte*.

Le *pronostic* des taies de la cornée est d'autant plus grave que celles-ci sont plus étendues, plus profondes et plus centrales. Lorsqu'elles occupent la circonférence de la cornée, elles gênent peu la vision, mais produisent quelquefois le strabisme ; si elles sont placées au centre, elles occasionnent le *nystagmus*.

Traitement. — Le traitement des taies de la cornée est *général* et *local*.

Le premier consiste dans l'emploi des toniques, des anti-lymphatiques, des anti-strumeux, etc., car c'est ordinairement à la suite des ophthalmies scrofuleuses que ces opacités se manifestent, et il est de grande importance de modifier la constitution et le tempérament si l'on veut avoir quelques chances d'anéantir la lésion locale.

Le second est celui qui demande le plus d'attention de la part de l'oculiste ; il varie suivant la nature de la taie et suivant que l'inflammation qui l'a produite est encore imminente ou a complètement disparu. Dans le premier cas, c'est le traitement de l'ophthalmie qu'il faut employer. Dans le second, l'état des membranes oculaires étant satisfaisant, il faut user de moyens topiques qui ont tous pour but d'activer l'absorption du dépôt plastique qui constitue l'opacité.

Pour le *Néphélion*, nous formulons souvent un collyre avec :

Chlorhydrate d'ammoniaque............	50 centigrammes.
Laudanum Syd....................	20 gouttes.
Glycérine.......................	15 grammes. (Mêlez.)

Ou bien :

Bichlorure d'hydrargire............	15 centigrammes.
Laudanum Syd	1 gramme.
Glycérine.......................	15 »

Nous employons aussi le *sulfate de cadmium*. Enfin, si ces moyens restent impuissants, nous recourons aux médicaments plus actifs relatés ci-dessous.

Pour l'*albugo* nous appliquons une pommade avec :

Iodure de potassium...............	20 centigrammes.
Iode...........................	2 »
Beurre frais et lavé..............	4 grammes. (Mêlez.)

Ou bien : celles au *Borax*, à l'*oxyde rouge*, au *sulfate de cuivre*, ou encore un collyre composé de :

Huile de foie de morue..............	5 grammes.
Huile de noix....................	5 »

et quelquefois, lorsque la taie offre l'aspect crétacé, nous ajoutons à ce dernier collyre une petite quantité de potasse caustique dans les proportions suivantes :

Huile de noix.....................	4 grammes.
Huile de foie de morue..............	6 »
Potasse caustique.................	30 centigrammes.

Mêlez et portez sur l'opacité avec un pinceau.

Pour le *Leucôme*, nous préférons l'emploi des poudres ; la suivante par exemple :

> Calomel. ....⟩
> Ipéca........................⟩ à à 4 grammes. (Mêlez.)
> Sucre raffiné.............⟩

Mêlez, porphyrisez et insuflez toutes les douze heures et dans l'intervalle instillez quelques gouttes de laudanum de Sydenham.

Après cinq ou six jours de l'usage de cette poudre, nous y substituons la suivante :

> Iodure de potassium............... 25 centigrammes.
> Iris de Florence.................... 1 gramme.
> Sucre candi pulvérisé............. 1 »

Mêlez et continuez ainsi pendant quatre jours pour revenir à la précédente.

Nous nous servons encore de la suivante :

> Sous-Nitrate de Bismuth............ 1 gramme.
> Oxyde rouge....................... 50 centigrammes.
> Sucre............................. 4 grammes. (Mêlez.)

Et nous prescrivons en même temps les fumigations avec l'infusion de fleurs de sureau, d'arnica, de camomille, de sauge, et en dernière ressource, si l'opacité ne s'efface pas et qu'elle masque en grande partie la pupille, nous dilatons celle-ci avec une solution de sulfate d'atropine, ou bien, si cette dilatation artificielle est insuffisante, nous engageons le malade à réclamer l'opération de la pupille artificielle.

ONYX ET ABCÈS DE LA CORNÉE.

L'*Onyx* est une exsudation de matière jaunâtre formée entre les lamelles de la circonférence de la cornée, et ressemblant aux taches que l'on voit à la racine des ongles. C'est un symptôme qui complique quelques ophthalmies externes.

Les *abcès* se forment de la même manière et dans les mêmes circonstances. Ils sont tantôt superficiels, tantôt profonds, et s'ouvrent, soit au-dehors en laissant une ulcération qui cicatrise ensuite, soit en dedans en donnant lieu à un *hypopion*. Dans quelques cas plus heureux, ils se résorbent graduellement.

Le traitement de l'Onyx et des abcès de la cornée réside dans le traitement des ophthalmies dont ils ne sont qu'une complication. — Il est de pratique prudente de ne jamais les ponctionner.

DU KÉRATOCÈLE.

Le *Kératocèle* est une véritable hernie de la cornée ; il se produit lorsqu'une portion de l'épaisseur du parenchyme cornéal a été détruite, ou lorsque la partie qui reste n'ayant plus une résistance suffisante pour supporter la pression des humeurs de l'œil se trouve refoulée en avant.

Le Kératocèle a la forme d'une petite vésicule, mince, tantôt opaque, tantôt transparente qui disparaît sous la pression. Une fois produit, il reste longtemps stationnaire ; dans d'autres cas, il se rompt et expose à une foule d'accidents.

Les causes qui y prédisposent sont les plaies de la cornée et les ulcérations, car il suffit alors d'un éternuement ou d'une toux un peu violente pour le déterminer.

Le *traitement* du Kératocèle consiste dans l'emploi d'une solution mydriatique, afin de mettre le malade à l'abri des accidents qu'entraînerait une perforation, ensuite, nous touchons légèrement la tumeur avec un pinceau imbibé d'une solution ainsi formulée :

Nitrate d'argent.................. 20 centigrammes.
Eau distillée...................... 10 grammes. (Mêlez.)

Puis, nous pratiquons l'occlusion des paupières avec des bandelettes de taffetas d'Angleterre pour contenir les humeurs de l'œil.

PERFORATION DE LA CORNÉE.

La *perforation de la cornée* dont nous avons à nous occuper est celle qui résulte des ulcérations du parenchyme cornéal. Quant aux perforations étendues qui suivent les blessures de cette membrane, elles intéressent peu, car elles sont presque toujours suivies de la perte immédiate de la vue. Nous les passerons sous silence.

Le siège des perforations cornéales est variable. Il peut être central ou périphérique. Dans le premier cas, l'iris a peu de tendance à s'engager entre les lèvres de la solution de continuité, mais par contre, la cicatrisation donne toujours lieu à un *leucôma* opaque qui peut anéantir les fonctions visuelles, ou bien à une fistule si la perforation est considérable. Dans le second cas, la hernie de l'iris est plus facile, elle se produit presque toujours, alors la pupille se déforme, disparaît même complètement, des adhérences s'établissent et la vue est perdue.

C'est donc dans les deux cas un état très-grave, et

c'est par exception qu'il ne s'en suit pas une cécité incurable.

L'instillation de l'atropine est la seule médication susceptible de conduire à une guérison.

FISTULE DE LA CORNÉE.

La *fistule de la cornée* est le résultat d'une perforation étendue qui ne peut pas se combler. Elle entraîne après elle la fonte de l'œil et la perte de la vue. Le traitement consiste à faire engager l'iris dans l'ouverture fistuleuse et à favoriser son adhérence avec les parois afin d'empêcher l'œil de se vider.

PANNUS.

Le *pannus* ou *cornée vasculaire* est caractérisé par un épaississement de la portion de conjonctive qui recouvre la surface de la cornée.

Il est le résultat d'ophthalmies chroniques, et principalement d'ophthalmies granuleuses. Il se présente au début sous la forme d'une toile blanche, demi-transparente et sillonnée de vaisseaux très-tenus, laissant encore apercevoir la pupille, et ne donnant lieu qu'à du trouble et de la confusion dans les perceptions visuelles. On l'appelle alors *Pannus membraneux*. Mais souvent la vascularisation augmente, la membrane s'épaissit et s'organise, une exsudation plastique se forme et le Pannus prend un aspect rougeâtre analogue aux tissus érectiles, ce qui l'a fait désigner sous le nom de *Pannus charnu*. Les parties profondes sont alors profondément cachées, la vue est presque complètement détruite, et cette masse proéminente devient le siège de douleurs vives, d'hemorrhagies et d'inflammations variées qui s'accompagnent de larmoiement et de photobie. Cette forme de Pannus est rare, c'est la première qu'on rencontre le plus souvent dans la pratique.

TRAITEMENT. — Nous nous efforçons dans le traitement du pannus de faire disparaître les causes qui l'ont produit et qui l'entretiennent. Les sangsues, les vésicatoires, les purgatifs, les altérants, les toniques, etc., nous servent pour remplir cette première indication. Ensuite, nous en venons à l'application des moyens topiques variés; d'abord, l'insufflation d'une poudre fine composée de :

Alun............................	2 grammes.	
Oxyde de zinc..................	5 »	
Sucre.........................	4 »	(Mêlez.)

Et l'occlusion de l'œil avec des bandelettes de taffetas d'Angleterre. Ensuite, à l'exemple de M. Follin, l'instillation entre les paupières d'une goutte de perchlorure de fer à 30 degrés, répétée tous les trois jours. Si ces moyens échouent, nous pratiquons matin et soir, à la face interne des paupières, une cautérisation avec un crayon de sulfate de cuivre dans le but de développer une inflammation dérivative qui a pour résultat la disparition des vaisseaux et la résorption des dépôts plastiques. Nous ne parlerons pas du traitement spécial du Pannus à l'aide de l'inoculation du pus blennorhagique, traitement hardi qui paraît avoir réussi entre les mains de plusieurs oculistes et de Jœger entr'autres. Nous

nous garderions d'y avoir recours, car nous pensons que son résultat le plus ordinaire doit être la destruction totale de l'œil.

Dans le cas de *Pannus charnu*, nous conseillons toujours l'extirpation.

DU STAPHYLÔME PELLUCIDE OU CORNÉE CHRONIQUE.

Le *Staphylôme Pellucide* est une maladie rare dont les deux yeux sont presque toujours atteints à la fois. Elle est caractérisée par une déformation particulière de la cornée qui s'allonge en forme de cône sans perdre sa transparence, ce que l'on constate facilement de profil et par le procédé de l'éclairage oblique. Elle s'accompagne d'un peu de myopie, et plus tard de trouble de la vue. Son développement est lent, souvent même elle reste stationnaire.

Le *traitement* de cette affection consiste dans l'usage de lunettes à verres très-concaves employées dès le début. À une période plus avancée il faut évacuer l'humeur aqueuse par une ponction faite à la cornée, et exercer une pression légère et uniforme sur le globe de l'œil.

EXCROISSANCES DE LA CORNÉE.

Des végétations, des fongosités se développent quelquefois sur la cornée. Leur traitement consiste dans l'emploi des collyres secs, des cautérisations légères et, enfin, dans l'ablation avec des ciseaux ou la lame d'un bistouri.

GÉRONTOXON OU ARC SÉNILE.

Le *Gérontoxon* est une opacité blanchâtre qui se développe en forme d'arc ou d'anneau sur le limbe de la cornée, en laissant toutefois, entre celle-ci et la sclérotique, une portion de cornée encore transparente. Cette altération, due à une transformation graisseuse de la substance cornéale, reconnaît pour cause un défaut de vitalité de la cornée. On ne la rencontre guère que chez les vieillards ; elle gêne peu la vision et ne réclame point de traitement.

§ 4. — DES MALADIES DE L'IRIS.

HERNIE DE L'IRIS. — STAPHYLÔMES IRIDO-CORNÉENS.

La *Hernie de l'Iris* reconnait pour causes toutes celles qui sont susceptibles d'amener la perforation de la cornée, telles que : les ulcérations, les blessures pénétrantes, les ophthalmies scrofuleuses, varioleuses, purulentes, granuleuses, etc. On la rencontre souvent en Egypte où ces dernières variétés d'ophthalmies ont une grande fréquence. Dans le cas le plus simple, c'est-à-dire dans celui d'une ulcération arrondie et peu étendue, elle se produit de la manière suivante : La cornée se perfore, l'humeur aqueuse s'écoule, et l'iris s'affaisse sur la cornée et s'engage en partie entre les lèvres de la plaie. La hernie est alors formée et se présente sous forme d'une petite tumeur, arrondie, de couleur grise ou noire, ressemblant assez bien à une tête de mouche.

Si la solution de continuité est plus étendue, au

lieu d'une tumeur peu volumineuse, on voit un bourrelet analogue à la tête d'un clou ; enfin, si la cornée est le siège de plusieurs ouvertures, l'iris s'engage en partie dans chacune d'elles, et la tumeur prend l'aspect d'une grappe de raisin. On la désigne dans ce cas sous le nom de *Staphylôme rameux*.

Ainsi débutent les différentes variétés des tumeurs iriennes produites aux dépens des pertes de substance de la cornée. Une fois la tumeur formée, l'ulcération se ferme, l'humeur aqueuse s'accumule de nouveau et l'iris revient dans sa position normale ou s'enflamme et contracte une adhérence avec les lèvres de la plaie ; on dit alors qu'il y a *synéchie antérieure*. Dans ce cas le malade a la sensation d'un corps étranger sous les paupières ; il éprouve du larmoiement, de la photophobie et des douleurs plus ou moins violentes qui persistent tant que l'inflammation ne s'est pas résolue, l'iris s'applatissant peu à peu et ne laissant plus au dessus de la cornée qu'une saillie imperceptible. Si l'inflammation progresse, soit que le traitement employé ait peu de résultat, soit que le contact de l'air, de la poussière, et le frottement des voiles palpébraux l'entretiennent, la tumeur irienne s'organise et prend l'aspect d'un véritable champignon violacé, d'apparence fongueuse qui se recouvre à la longue d'une membrane épaisse et résistante de la nature des tissus cicatriciels et qui vient se confondre à la base avec la portion encore saine de la cornée. La tumeur ainsi constituée prend le nom de *staphylôme irido-cornéen partiel*.—Quant au *staphylôme total* le mécanisme de sa formation est le même.

La *marche* des staphylômes est variable ; tantôt ils restent stationnaires après avoir acquis un certain développement, tantôt ils augmentent de volume, dégénèrent même et finissent par se rompre en fournissant une issue facile aux humeurs de l'œil qui s'écoulent au dehors en ne laissant plus après elles qu'un moignon difforme qui se rétracte au fond de la cavité orbitaire.

Le *traitement de la hernie de l'iris* dès le début alors qu'il n'y a pas d'adhérences ou que ces adhérences sont peu solides, consiste à réduire la hernie. Pour cela nous pratiquons quelques frictions sur la paupière supérieure et nous instillons pendant plusieurs jours quelques gouttes d'une solution faible d'atropine, ou bien nous prescrivons des frictions péri-orbitaires et palpébrales avec une pommade belladonée.

Plus tard lorsque les adhérences sont solides ou que la tumeur est staphylômateuse et présente l'aspect d'une masse fongueuse organisée, les agents thérapeutiques sont impuissants, l'œil est perdu pour toujours et il ne reste qu'à faire la résection de la tumeur.

DES SYNÉCHIES.

On appelle *synéchie* une adhérence anormale de l'iris avec la cornée ou avec la capsule antérieure du cristallin. Dans le premier cas la synéchie est dite *antérieure*, dans le second, elles est dite *postérieure*.

La *synéchie antérieure* peut se former comme nous l'avons déjà vu à la suite d'une hernie de l'iris, mais elle survient aussi après des inflammations simultanées de l'iris et de la cornée, à la suite d'épanchements de pus ou de lymphe dans la chambre antérieure qui disparaît en partie ou en totalité suivant le degré de l'adhérence.

La *synéchie postérieure* est ordinairement le résultat d'une iritis, et dans ce cas l'iris semble concave en avant, la chambre antérieure est plus grande et la postérieure plus petite ; la pupille est enfin presque toujours rétrécie et souvent occupée par des exsudations plastiques.

Le *traitement* des synéchies consiste dans des instillations répétées d'une solution mydriatique, et si la pupille est complètement obstruée par des fausses membranes, ce qu'on exprime en disant qu'il y a *atrésie pupillaire*, il faut pratiquer l'opération de la pupille artificielle.

IRIDONÉSIS OU TREMBLEMENT DE L'IRIS.

Le *tremblement* de l'iris est un phénomène qui est toujours symptômatique d'une affection du globe de l'œil. Il consiste dans des oscillations du diaphragme irien d'avant en arrière qui apparaissent lorsqu'on fait exécuter des mouvements rapides au globe de l'œil. On l'observe dans le ramollissement du corps vitré, à la suite des opérations de cataracte par abaissement et dans quelques amauroses anciennes.

DES TUMEURS DE L'IRIS.

L'iris est quelquefois le siége de tumeurs de nature diverse, telles que : des excroissances condylômateuses, vasculaires et fongueuses, des kystes, etc. Ces affections sont fort rares et leur traitement tout entier chirurgical ne nous occupera pas. nous terminerons ce chapitre par quelques généralités sur l'opération de la pupille artificielle.

OPÉRATION DE LA PUPILLE ARTIFICIELLE.

L'opération de la pupille artificielle est une des plus belles et des plus importantes de la chirurgie oculaire. Elle a pour but de créer une ouverture nouvelle à l'iris lorsque la pupille naturelle est masquée par une tache indélébile ou qu'elle est obstruée par des fausses membranes qui s'opposent à ses fonctions.

On la pratique avec avantage :

1° Quand la pupille est masquée par une tâche de la cornée alors que celle-ci est incurable.

2° Quand la pupille est complètement obstruée par des dépôts plastiques ou des fausses membranes.

3° Quand il y a synéchie antérieure et que la pupille est masquée par une tâche.

4° Quand une cataracte est compliquée de synéchie postérieure avec rétrécissement considérable de la pupille.

Telles sont les lésions qui nécessitent la formation d'une nouvelle pupille, mais il faut avant de l'entreprendre qu'il n'existe aucune contre indication. Ainsi nous n'opérons jamais :

1° quand l'un des yeux jouit encore de la faculté visuelle ;

2° Quand l'autre œil est atteint de cataracte simple. Dans ce cas, nous opérons d'abord la cataracte et si la vision se rétablit nous abandonnons l'autre œil à lui-même.

3° Quand la portion de cornée appelée à correspondre à l'ouverture pupillaire de nouvelle formation n'est pas complètement transparente.

4° Quand il y a glaucôme, amaurose, hydrophthalmie, paralysie de la rétine, staphylôme total de la cornée, atrophie du globe, inflammation d'une de ses membranes, ramollissement du corps vitré, etc., enfin lorsqu'il existe des manifestations évidentes d'une affection constitutionnelle ; dans toute autre circonstance, l'opération est praticable et l'oculiste dispose pour cela de trois méthodes différentes.

1° *L'iridotomie* ou *coretomie* qui consiste simplement dans une incision de l'iris.

2° *L'iridodialysis* ou *coredialysis* ou méthode de décollement.

3° *L'iridectomie* ou *corectomie* qui consiste à exciser une portion de l'iris.

De ces trois procédés, le premier est peu employé et donne des résultats peu satisfaisants. Le second réussit au contraire fréquemment, mais peut entraîner des phénomènes inflammatoires redoutables à cause de la gravité des plaies de l'iris par arrachement. Il reste donc le troisième, ou *procédé d'excision*. C'est celui auquel nous donnons presque toujours la préférence.

§ 5. — MALADIES DES CHAMBRES DE L'ŒIL.

Les *Maladies des chambres oculaires* consistent soit dans un trouble de l'humeur qu'elles contiennent, soit dans l'excès ou l'insuffisance de cette humeur, soit enfin dans des épanchements de lymphe, de pus ou de sang.

1° *Le trouble de l'humeur aqueuse* est un phénomène qui se montre dans beaucoup d'ophthalmies et que nous avons déjà signalé, aussi nous ne nous y étendrons pas. Le rétablissement de sa transparence se produit à mesure que l'ophthalmie disparaît. Nous signalerons cependant qu'on a cité des malades chez lesquels la vue disparaissait momentanément pendant une heure de la journée par suite du trouble de l'humeur aqueuse et revenait ensuite en même temps que le trouble s'évanouissait. Ce sont des cas fort rares qu'il suffit ne ne pas ignorer.

2° La *surabondance* de l'humeur aqueuse ne se voit que dans l'hydrophthalmie.

3° La *diminution* de ce liquide peut se produire dans bien des circonstances que l'on comprend sans en faire l'énumération et peut causer le tremblement de l'iris et la presbytie par suite du raccourcissement du diamètre antéro-postérieur de l'œil.

4° *L'épanchement de pus ou de lymphe (hypopion et hypolympha)* sont des phénomènes fréquemment observés dans les kératites et les iritis. Nous devons mentionner aussi qu'un abcès de la cornée qui s'ouvre spontanément dans la chambre antérieure peut y donner lieu ; dans ce cas l'hypopion est dit *faux*. L'hypopion vrai est dû à un épanchement de pus provenant des parois mêmes de la chambre antérieure.

On le différencie de l'*onyx* en observant que dans ce dernier, quand on fait mouvoir la tête du malade, la matière purulente ne change pas de place, et que l'exsudation semble plus rapprochée de la surface de la cornée que dans l'hypopion.

Il arrive cependant qu'il y a à la fois onyx et hypopion. Nous avons fréquemment observé ces deux états pathologiques. Quant à l'épanchemnt de sang ou (*hypohèma*), il résulte le plus souvent d'une lésion traumatique et se reconnaît à une masse rouge qui nage dans l'humeur aqueuse et qui finit presque toujours par se résorber.

Le *traitement* de l'*hypopion* et de l'*hypolympha* repose sur le traitement de l'inflammation qui les a produit. Lorsque celui-ci échoue nous employons une médication, due à Deval et dont nous avons eu récemment encore l'occasion de retirer d'excellents résultats. C'est la suivante :

Calomel............................	50 centigrammes.
Poudre de Polygala..............	4 grammes.
Sucre blanc.......................	4 »

Mêlez, triturez et divisez en 18 paquets. — 6 par jour.

Enfin, si l'épanchement persiste nous prescrivons les sternutatoires, puis nous évacuons le pus au dehors dans la crainte d'assister à la formation d'une synéchie ou d'une atrésie pupillaire.

Dans le cas d'*hypohéma* nous favorisons l'absorption

par des applications froides et résolutives, et plus tard si besoin est, nous évacuons le caillot sanguin par une ponction à la cornée.

Nous signalerons enfin, pour terminer, qu'on a trouvé aussi dans l'humeur aqueuse un ver appelé *cysticerque.* C'est un cas très-rare et qu'il nous suffit de mentionner.

§ 6. — Maladies du système cristallinien.

De la cataracte.

Les auteurs anciens n'ont eu sur la cataracte que des idées erronées ; la plupart, la considéraient comme le résultat d'une membrane de formation nouvelle placée au-devant du cristallin ; d'autres pensaient que la maladie était due à la chute d'un liquide qui troublait la transparence des milieux de l'œil et s'opposait à la vision, quelques-uns enfin plaçaient son siége dans la cornée, dans l'humeur vitrée, etc... Toutes ces hypothèses engendrées dans les temps obscurs de l'anatomie pathologique ont fait place à des idées plus justes dues aux progrès incessants de cette branche de la science et dès le commencement du XVII° siècle on a reconnu que la cataracte avait son siége dans l'appareil cristallinien et on a pu en donner une définition exacte. Aujourd'hui, on s'accorde à la définir : une *opacité partielle ou générale d'une ou de plusieurs des parties qui composent le système cristallinien.*

Etiologie. — Les causes de cette affection sont excessivement nombreuses. Dans quelques cas, l'opacité est le résultat d'une piqûre, d'une contusion ou d'un ébranlement violent du globe de l'œil. Elle porte alors le nom de *cataracte traumatique*.

Mais le plus souvent elle se développe sans causes accidentelles appréciables, sans être précédée par une inflammation de l'œil, sans que l'on puisse en un mot la rattacher à une cause matérielle ; une grande obscurité règne donc encore sur l'étiologie de la cataracte ; cependant nous croyons devoir exposer ici quelques principes basés sur l'observation. Il est incontestable en effet que la cataracte est héréditaire. Tous les observateurs sont d'accord à ce sujet. On ne saurait non plus mettre en doute l'influence du climat, car tout le monde connaît la fréquence de la cataracte en Orient et en particulier en Egypte ; on sait aussi qu'elle se rencontre plus souvent dans le nord de la France que dans le midi. Enfin, un fait également acquis, c'est que les vieillards en sont plus fréquemment atteints que les jeunes gens. Delpech de Montpellier, considérait ces cataractes qu'il appelait *séniles* comme le résultat d'une véritable *nécrose* du cristallin qui dans une période avancée de la vie doit participer au mouvement de décomposition qui s'opère peu à peu dans tout l'organisme. Cette explication très-subtile qui ne résout pas le problème a fait place aujourd'hui à d'autres idées émises par M. Cusco, dont les recherches anatomiques tendent à prouver que l'existence de ces cataractes est étroitement liée à l'atrophie de la partie antérieure de la choroïde, de même que les lésions du corps vitré sont sous la dépendance directe de l'atrophie de la partie postérieure de la même membrane. Ce premier pas dans la connaissance des altérations des milieux de l'œil, conduira, nous l'espérons, à des résultats importants au point de vue du traitement.

Les enfants ne sont pas à l'abri de cette maladie, chez quelques-uns même, la cataracte est développée à l'époque de la naissance. Elle porte alors le nom de *cataracte congénitale* et offre chez eux avec des caractères particuliers sur lesquels nous aurons l'occasion de revenir.

Symptômes anatomiques. — Nous supposerons pour la clarté de la description que la cataracte est complètement formée. La première chose qui frappe, c'est une tache située derrière la pupille, tache ordinairement cendrée, gris d'acier, ou d'un blanc bleuâtre, plus opaque tantôt à son centre, tantôt à sa circonférence. En second lieu, si l'on place le malade obliquement près d'une fenêtre on voit se dessiner un cercle noirâtre sur la partie de l'opacité qui correspond au trou pupillaire. Ce phénomène appelé *ombre portée de l'iris* est facile à expliquer; il suffit pour cela de placer un anneau de fer, par exemple, entre une lampe et une feuille de papier blanc; à une certaine distance et en regardant obliquement on aperçoit très bien l'ombre de l'anneau sur le papier; dans l'œil, l'anneau est la pupille, la cataracte est le papier blanc. Nous verrons plus loin que ce phénomène qui est appréciable dans certaines cataractes est incomplet ou manque totalement dans quelques-unes, surtout dans les cataractes molles et liquides. Ces signes anatomiques, la tache opaque et l'ombre portée de l'iris indiquent toujours la présence de la cataracte. Elle sera rendue plus certaine encore par l'existence des symptômes subjectifs ou physiologiques.

Symptômes physiologiques. — Dans quelques cas, les cataractés racontent que leur maladie a débuté par un trouble dans la vision qui ne leur laisait plus voir les objets qu'à travers un nuage d'abord léger, mais plus épais ensuite. D'autres, disent qu'ils ont commencé par voir flotter devant leurs yeux pendant quelque temps des corpuscules de forme et de couleurs variables, (un fil, un cheveu, une mouche, etc., une toile d'araignée), qui disparaissaient et revenaient à des intervalles indéterminés. Nous avons entendu aussi des malades se plaindre que leur vue devenait mauvaise le matin ou par un beau soleil, puis s'améliorait le soir dans l'ombre. Il en est enfin qui observent que s'ils portent leurs yeux sur une bougie, la flamme leur parait comme entourée d'un cercle de feu d'une grandeur comparable à celle de la flamme d'un réverbère.

L'opacité augmentant, les sensations visuelles deviennent plus tard de plus en plus confuses, les objets éloignés ne peuvent être aperçus et les malades finissent par ne plus distinguer que le jour de la nuit. Ces symptômes sont les plus ordinaires ; ce sont ceux auxquels s'arrêtent de préférence les cataractés et qui doivent éveiller l'attention de l'oculiste. Nous ne nous y étendrons pas davantage.

La *marche* de la cataracte est très variable. Chez quelques sujets l'opacité devient complète en fort peu de temps, subitement même, chez d'autres, au contraire, pour arriver à maturité, deux, trois, dix années deviennent nécessaires. Il est aussi d'observation que la maladie progresse plus rapidement dans un œil que dans l'autre et qu'il est des cataractés chez qui la cataracte est mûre dans un œil, tandis qu'elle débute à peine dans son congénère. Cette grande variabilité dans la marche de la maladie rend le pronostic très-difficile ; aussi sommes-nous dans l'habitude de ne rien préciser lorsqu'on nous interroge sur le laps de temps nécessaire à la maturité d'une cataracte qu'on nous montre alors qu'elle est encore en voie de formation. Ces considérations générales étant établies, nous allons entrer dans quelques détails.

Nous avons défini la cataracte, l'opacité d'une ou de plusieurs des parties qui constituent le système cristallinien. Celui-ci étant composé de la lentille cristalline, de la capsule antérieure et de la capsule postérieure, il en résulte que chacune de ces parties peut devenir opaque isolément ou simultanément et que l'on doit observer des cataractes *cristallines ou lenticulaires, capsulaires antérieures, capsulaires postérieures et capsulo-lenticulaires.* Ces divisions qui ont été avec juste raison admises par les auteurs, seront celles que nous adopterons pour l'intelligence de la description.

1° CATARACTES LENTICULAIRES.

Les cataractes lenticulaires présentent trois types différents et très importants à connaître : *les cataractes dures, molles,* et *liquides.*

Cataractes dures. — Cette variété se développe plus fréquemment chez les vieillards que chez les adultes. Elle est ordinairement peu volumineuse, éloignée de la pupille qui conserve tous ses mouvements et sa pleine liberté, et l'ombre portée de l'iris y est très apparente. L'opacité commence presque toujours par le noyau du cristallin et s'étend ensuite vers la circonférence. Elle est foncée, gris d'acier, ou d'un jaune verdâtre; quelquefois aussi elle est noire. Sa marche est essentiellement lente. La vision y est relativement moins troublée que dans les autres variétés car le plus souvent les malades conservent à un demi-jour, la faculté de distinguer de très-près des objets d'un petit volume. Les cataractes vertes, grises, noires, osseuses et pierreuses de quelques auteurs peuvent être rangées dans cette première catégorie.

Cataractes molles. — Les cataractes lenticulaires molles se rencontrent aussi chez les vieillards, mais plus souvent encore chez l'adulte et chez l'enfant; elles progressent en sens inverse des précédentes, c'est-à-dire que l'opacité s'étend des couches périphériques aux couches centrales. Ordinairement elles débutent par une ou plusieurs stries opaques, émanant de la surface du cristallin comme des rayons émanent du centre de la circonférence d'un cercle. Ces stries sont d'abord seules opaques mais les portions de substance cristalline comprises entre elles et qui conservent encore leur transparence, finissent plus tard par se troubler et prendre une teinte analogue à celle des stries. Enfin, à la longue, le noyau participe lui-même à l'altération pathologique. La cataracte molle est alors mûre ou complète et offre une couleur générale, uniforme, d'un blanc bleuâtre, laiteux, quelquefois même grisâtre. Son volume est considérable ; la chambre postérieure n'existe plus ; l'iris est poussé en avant et ses mouvements sont difficiles et même complètement abolis ; enfin l'ombre portée de l'iris manque en partie ou en totalité.

La marche de cette variété de cataracte est plus rapide que celle de la cataracte dure, cependant j'ai devant moi une malade atteinte depuis quatorze ans à l'œil gauche et dont l'opacité n'est pas encore complète.

La vision est peu troublée au début, mais si l'opacité progresse elle diminue successivement et finit par être abolie au point que les malades distinguent à peine le jour de la nuit. Les cataractes à trois branches, étoilées, striées, dehiscentes, glaucômateuses, etc. font partie de ce second type des cataractes lenticulaires.

Cataractes liquides. — Dans cette forme particulière, l'opacité commence toujours par la circonférence ou du moins par toute l'étendue de la lentille. Sa coloration est uniforme et ordinairement d'un blanc mat, laiteux ou jaunâtre, sans stries, ni rayons. Son volume est très-considérable ; le cercle uvéen est très apparent, l'iris est fortement bombé en avant, les mouvements de la pupille sont impossibles et enfin il n'y a point d'ombre portée de l'iris.

La marche de ces cataractes est lente au début, mais rapide peu de temps après, lorsque la dissolution de la substance cristalline est un peu avancée. Elles résultent souvent d'une cause traumatique.

Le trouble de la vision est très considérable. Quelquefois lorsque la cataracte est entièrement liquide, l'absence complète de sensibilité à la lumière et l'immobilité de la pupille peuvent faire croire à une complication de paralysie de la rétine. Dans ce cas l'examen phosphénique est du plus grand secours pour dissiper les doutes et éclaircir le diagnostic. Dans cette catégorie on range les cataractes *morgagniemes, cystiques* et *purulentes*.

Le tableau suivant résume les caractères différentiels des cataractes lenticulaires.

CATARACTES LENTICULAIRES OU CRISTALLINES.

CATARACTES DURES.

Elles se développent de préférence chez les **vieillards**,
Elles sont peu volumineuses.
L'ombre portée de l'iris y est très apparente.
L'opacité uniforme progresse du centre à la circonférence.
Elles sont d'un bleu grisâtre ou d'un gris d'acier; vertes ou noires dans quelques cas.
La vue est moins troublée que dans les autres variétés.
La pupille est très mobile.
La marche de la maladie est lente.

CATARACTES MOLLES.

Elles se développent de préférence chez les adultes.
Elles sont volumineuses.
L'ombre portée de l'iris est peu apparente.
L'opacité n'est pas uniforme; elle est striée le plus souvent et progresse de la circonférence au centre.
Elle est d'un blanc laiteux ou bleuâtre.
La vue est troublée davantage.
La pupille est moins mobile.
La marche de la maladie est variable; elle est quelquefois très rapide.

CATARACTES LIQUIDES.

Elles se développent de préférence chez les enfants.

Elles sont très volumineuses.

L'ombre portée de l'iris est nulle. Le cercle noir uvéen est très apparent.

L'opacité est d'un blanc laiteux.

La surface antérieure de la capsule paraît convexe.

La vue est très troublée.

La pupille est gênée et souvent immobile. La marche de la maladie est beaucoup plus rapide.

2° CATARACTES CAPSULAIRES.

Les cataractes capsulaires ont leur siége dans la cristalloïde soit antérieure, soit postérieure. Presque toujours elles sont le résultat d'une exsudation de matières plastiques qui émanent des parties environnantes et surtout de l'iris. Aussi, ces cataractes sont-elles souvent compliquées d'adhérences avec cette dernière membrane et subordonnées dans leur marche aux causes qui les ont produites. Nous allons étudier les caractères de chacune d'elles, savoir : 1° *la cataracte capsulaire antérieure*; 2° *la cataracte capsulaire postérieure.*

Cataracte capsulaire antérieure. — L'opacité se présente sous la forme d'une tache d'un blanc de nacre, ou couleur de craie, à surface inégale et parsemée de petites végétations ou d'aspérités rugueuses de teintes variées quelquefois brillantes, surtout appréciables lorsqu'on examine l'œil par le procédé de l'éclairage oblique. Cette tache paraît très rapprochée de l'iris qui dans bien des cas est décoloré, porté en arrière et soudé à la capsule postérieure (synéchie postérieure). La pupille souvent déformée est rarement libre dans ses mouvements. Si elle jouit de sa liberté entière, l'ombre portée de l'iris existe pleinement, surtout, si la cataracte est complète, cas exceptionnel, car la cataracte capsulaire consiste presque toujours en un point opâque et blanc situé à la surface de la capsule antérieure. Quant au trouble de la vision il augmente suivant l'étendue de l'opacité. Une variété de cette cataracte qu'on rencontre surtout chez les enfants qui ont été atteints d'ophthalmies purulentes, c'est la cataracte *pyramidale*, variété fâcheuse car les opérations qu'on entreprend contre elle sont rarement suivies de réussite.

Cataracte capsulaire postérieure. — C'est la plus rare de toutes; elle a même été niée par quelques auteurs. On lui assigne comme caractères particuliers sa forme concave et sa profondeur derrière l'iris.

Pour la diagnostiquer, il est nécessaire de dilater largement la pupille avec quelques gouttes d'une solution mydriatique. Elle entraîne rarement la perte complète de la vue et on cite même des malades qui peuvent encore se livrer aisément à des travaux minutieux et lire sans trop de peine des caractères d'imprimerie de grosseur moyenne.

CARACTÈRES DIFFÉRENTIELS DES CATARACTES CRISTAL-LINES ET DES CATARACTES CAPSULAIRES.

CATARACTES CRISTALLINES.	CATARACTES CAPSULAIRES.
L'opacité n'est jamais précédée d'inflammation.	L'opacité est toujours précédée d'une inflammation.
Elle est grise, foncée, verte, noire, blanche, bleuâtre, présente des stries convergeant vers le centre.	Elle est d'un blanc crayeux, jamais il n'y a de stries régulières.
Sa surface est toujours lisse.	Sa surface est inégale, offre des aspérités, des végétations
Son volume est très-grand ou très-petit.	Volume toujours petit.
L'iris n'offre jamais d'adhérences.	L'iris est souvent adhérent et déformé.
L'ombre portée de l'iris est complète ou nulle.	L'ombre portée est presque toujours nulle.
La vue est abolie et s'améliore souvent dans l'ombre.	La lumière est parfaitement perçue.
Sa marche est envahissante, elle progresse sans cesse.	Elle est stationnaire

CATARACTES CAPSULO-LENTICULAIRES.

Les cataractes capsulo-lenticulaires offrent à la fois les caractères des cataractes cristallines et des cataractes capsulaires. Elles sont *complètes* ou *incomplètes* suivant que l'opacité est limitée à une tache de peu d'étendue ou qu'elle envahit la totalité de la capsule et du cristallin. Dans ce cas, la capsule étant entièrement opaque, il est impossible de s'assurer de l'état de la lentille. C'est un cas exceptionnel.

La cataracte capsulo-lenticulaire partielle est centrale et constituée par un point opaque limité, blanc crayeux, qui peut persister ainsi toute la durée de la vie. Elle se rencontre chez quelques enfants dont elle rend la vue basse et les empêche de lire et d'écrire. Souvent elle est congénitale et se complique d'insensibilité de la rétine. La vue est alors complètement perdue. Cette variété, propre aux nouveaux-nés est accompagnée fréquemment d'un mouvement oscillatoire des deux yeux qui ne disparaît pas toujours, même lorsque l'opération a eu un plein succès. Lorsque un seul œil en est atteint, elle entraîne souvent du strabisme.

La cataracte capsulo-lenticulaire générale est presque toujours le résultat d'une blessure de la capsule, d'une chûte sur la tête, d'un coup porté dans le voisinage de l'œil, accidents qui ont occasionné une inflammation suppurative. Le cristallin est alors fluidifié complètement et la cataracte présente les caractères des cataractes liquides.

De quelques variétés particulières. — Pour terminer notre description, nous dirons quelques mots des variétés particulières qui intéressent l'oculiste, savoir : 1° la *cataracte siliqueuse ;* 2° la *cataracte branlante ;* 3° *la cataracte noire.*

1° *Cataracte siliqueuse.* — La *cataracte siliqueuse* ne se rencontre guère que chez les enfants ; elle est fort rare ; elle est due à l'interruption de nutrition dans l'appareil cristallinien ou à l'absorption de la lentille qui laisse alors les deux feuillets capsulaires plissés et juxtaposés sous forme d'une membrane épaisse, dure et opâque. Quelques auteurs prétendent que les maladies convulsives, fréquentes dans le jeune âge, en sont la cause la plus ordinaire. Lorsqu'on observe cette variété de cataracte chez l'adulte, son mode de production est différent ; elle est le résultat d'un traumatisme à la suite duquel l'humeur aqueuse pénètre dans le cristallin et en dissout les couches les plus extérieures et les plus molles en laissant un noyau central. Elle s'accompagne alors de diffluence du corps vitré. Elle est peu volumineuse et offre un aspect brillant et une coloration jaune d'or.

2° *Cataracte branlante*. — Cette cataracte, comme son nom l'indique, présente des mouvements d'oscillation plus ou moins prononcés de droite à gauche ou de gauche à droite, ou d'avant en arrière. Elle reconnaît pour causes habituelles, l'hydrophthalmie, le ramollissement de l'humeur vitrée, le déplacement de la lentille cristalline à la suite d'une commotion violente, etc., etc. Quelquefois les mouvements du cristallin sont à peine sensibles ; d'autrefois, au contraire, l'oscillation est si prononcée que la lentille vient presque toucher la face postérieure de la cornée.

3° *Cataracte noire*. — L'existence de la cataracte noire ne peut plus être mise en doute aujourd'hui, car bien des oculistes en ont relaté des observations. On s'est cependant demandé quelle pouvait être la cause de cette coloration particulière, mais malgré de nombreuses recherches, on ne sait rien de positif à son sujet. Quelques anatomistes, Langenbeck entre autres, l'attribuent à la présence du manganèse, d'autres à la présence du fer. Enfin, M. Sichel et M. Robin croient qu'elle résulte d'un mode particulier de condensation des mollécules cristallines. Ses symptômes sont ceux de toutes les cataractes dures et son diagnostic repose en entier sur l'examen ophthalmoscopique.

DES COMPLICATIONS DE LA CATARACTE.

Quoique la cataracte soit souvent exempte de complications, il importe cependant, lorsqu'il y a lieu de pratiquer une opération, de rechercher avec soin si l'organe visuel est dans des conditions favorables au succès. Les complications sont de deux ordres; les unes locales, les autres générales.

Complications locales. — Les complications locales les plus ordinaires sont les ophthalmies, les taies, les staphylômes, etc., etc. L'oculiste qui les reconnaît doit s'efforcer de les traiter avant d'entreprendre l'opération de la cataracte.

On rencontre quelquefois aussi des adhérences entre l'iris et la capsule cristalline, complication qui se reconnaît à l'existence de brides jetées entre le bord pupillaire et la capsule, à l'irrégularité et à la déformation de la pupille, enfin à la difficulté de ses mouvements. On devra prendre en considération de pareils désordres qui révèlent l'existence d'une inflammation qui peut ne pas être éteinte d'une manière complète, rechercher l'étendue de ces brides et apprécier si la capsule n'est pas entièrement soudée à l'iris, afin de porter un pronostic plus ou moins grave.

Le ramollissement du corps vitré est aussi une complication fâcheuse dont on est averti par la mollesse ou la dureté du globe oculaire, par la proéminence de l'iris en avant et son tremblotement dans les mouvements de l'œil. Cette complication doit influencer l'oculiste sur le choix du procédé opératoire.

Une complication plus grave encore est celle du *glaucôme* qu'il est heureusement très-facile de reconnaître. Dans ce cas, la cataracte est d'un vert sâle ; son volume est considérable ; elle refoule l'iris en avant et proémine même quelquefois dans la chambre antérieure ; la pupille est irrégulière, dilatée et immobile ; l'iris décoloré et recouvert de taches grisâtres, ardoisées ou lie de vin ; la sclérotique est plombée et bleuâtre, souvent staphylômateuse ; enfin la conjonctive est variqueuse, la cornée insensible et le globe oculaire dur sous le doigt qui l'explore.

Les malades racontent ensuite que leur maladie a été précédée ou accompagnée de douleurs vives et de photopsies.

Enfin, nous citerons encore la *paralysie de la rétine* si difficile à reconnaître au début ; mais qui, grâce à l'examen phosphénique, ne peut plus lorsqu'elle est complète embarrasser l'oculiste exercé.

Complications générales. — Les complications générales de la cataracte sont très-nombreuses, mais ont une importance moindre que les précédentes, au point de vue du pronostic. Les principales sont les scrofules, le rhumatisme, la goutte, etc. Quelques auteurs ont indiqué des caractères à l'aide desquels il serait possible de distinguer une cataracte rhumatismale d'une cataracte scrofuleuse, une cataracte arthritique de celle qui est syphilitique, etc.; mais ces assertions nées dans les profondeurs d'un cabinet échouent en face de la maladie, nous ne nous y arrêterons pas. Les antécédents du malade et l'état actuel de sa constution peuvent seuls donner à supposer quelque chose de juste et de vrai à cet égard.

Du diagnostic des cataractes. — Le diagnostic des affections du système cristallinien est arrivé aujourd'hui à une telle précision qu'il est presque impossible de confondre une opacité même commençante avec les maladies variées qui étaient autrefois désignées sous les noms génériques d'*amauroses*.

Lorsque la cataracte est confirmée, l'œil exercé suffit pour la diagnostiquer, mais lorsqu'elle débute, elle entraîne avec elle un ensemble de phénomènes qui peuvent en imposer pour une affection de la choroïde ou de la rétine et devenir par cela même une cause d'incertitude et d'erreur. Qui n'a pas vu, en effet, des cataractés soumis aux traitements rigoureux des affections profondes des membranes oculaires ?

Dans ces cas difficiles, dans ces altérations commençantes de la substance du cristallin, l'ophthalmoscope nous offre de précieuses ressources. En effet, comme le représente la fig. 1 de la pl. 2, les altérations qui donnent lieu à la cataracte cristalline apparaissent d'abord sous forme de stries noirâtres, tantôt disposées en rayon à la surface de la lentille, tantôt sous forme de trois lignes noirâtres partant du centre même du cristallin, comme dans la cataracte à trois branches. A l'aide du miroir, ces stries opâques concentriques ou excentriques ne peuvent échapper. Elles tranchent si nettement sur le fond rouge de l'œil que si la pupille est largement dilatée et la lumière peu intense, elles se dessinent de façon à ne pouvoir passer inaperçues.

Dans les cataractes capsulaires, le miroir tranche également la question et si l'on projette avec lui directement de la lumière sur l'œil soumis à l'examen, elles apparaissent comme des points noirs disséminés çà et là sur son fond rouge. Si, au contraire, on éclaire l'œil obliquement, elles offrent l'aspect de taches blanchâtres, pointillées, chagrinées et quelquefois légèrement saillantes.

L'ophthalmoscope permet donc de réconnaître les moindres lésions du système cristallinien ; mais pour compléter le diagnostic, il faut rechercher s'il n'existe pas une des complications dont nous nous sommes déjà occupé plus haut. Nous procédons alors d'avant en arrière en commençant par examiner les paupières, la conjonctive, la cornée, l'iris, etc., et si l'opacité n'est pas complète, nous recherchons les complications plus profondes, telles que ramollissement du corps vitré, altérations diverses de la rétine, de la papille, de la choroïde, etc., toutes lésions qui ont une importance majeure dans le pronostic et le traitement.

Si la cataracte est complète, les lésions qui peuvent exister dans l'hémisphère postérieur de l'œil ne sont pas appréciables; elles se dérobent à nos moyens d'investigation directs, mais cependant nous pouvons encore interroger la sensibilité de l'œil par l'examen phosphénique et par l'exploration avec la bougie (1). Ces deux métho-

(1) L'examen avec la *bougie* est basé sur ce fait, savoir : que tout cataracté dont la rétine est encore sensible, peut, dans une certaine limite toutefois, distinguer la flamme d'une bougie qu'on promène à quelque distance de son œil.

des exploratrices doivent toujours être employées parce qu'elles éclairent l'oculiste sur l'existence d'une diminution dans la sensiblité de la rétine due à une lésion profonde ou bien sur une complication rare, il est vrai, mais possible, sur celle que nous appelons *amaurose*, c'est-à-dire sur un affaiblissement plus ou moins complet de la vision sans altération matérielle.

Nous ne prolongerons pas davantage ces considérations sur le diagnostic de la cataracte. Elles suffisent pour montrer comment on arrive toujours à l'assurer et à le compléter.

Pronostic. — Le pronostic de la cataracte varie suivant l'espèce, les complications, l'âge, la santé habituelle du malade, le temps écoulé depuis l'abolition complète de la vue. L'oculiste doit être très-réservé et mettre toujours à l'abri sa responsabilité.

Traitement de la cataracte. — A toutes les époques de la médecine, on a tenté de guérir la cataracte par

On y procède de la manière suivante : On fait asseoir le malade dans une chambre obscure, puis à trois ou quatre mètres de distance on place en face de lui une bougie allumée. Si le malade voit la flamme on en conclut que la portion centrale de la rétine est sensible. On place ensuite la bougie dans d'autres directions en priant le malade de la suivre des yeux. Les points dans lesquels la flamme n'est pas distinguée correspondent aux points où la sensibilité rétinienne est altérée.

Ce mode d'exploration donne non-seulement la certitude du siége d'une altération dans la sensibilité rétinienne, mais il permet encore d'apprécier le degré exact de cette altération suivant que le malade distingue plus ou moins la clarté à des distances variables. Il est précieux à ces deux titres.

des médicaments internes et des topiques appliqués sur l'œil ou dans son voisinage. Des praticiens fort recommandables ont eu dans ces moyens thérapeutiques une confiance sans bornes et ont cité bon nombre de guérisons d'opacités cristallines par des médications appropriées ; mais à côté d'eux, des charlatans effrontés et ignares, ont prétendu que la cataracte pouvait toujours guérir par un traitement médical bien dirigé. Nous ne nous élèverons même pas contre de pareilles prétentions qui parlent si haut en faveur de la mauvaise foi de leurs auteurs ; cependant, comme il est incontestable que les opacités du système cristallinien disparaissent quelquefois sans l'intervention de la chirurgie nous entrerons dans quelques détails.

Les nombreuses substances médicinales qui se sont partagées les faveurs de l'empirisme dans le traitement de la cataracte, sont : l'aconit, la pulsatille, là digitale, la ciguë, l'ellébore blanc, etc., etc.; elles ont été tour à tour préconisées et laissées dans l'oubli le plus profond ; nous n'ajouterons donc rien aux éloges et aux reproches dont chacune d'elles a pu être l'objet ; nous nous bornerons à exposer la conduite que nous avons dû adopter et le traitement auquel nous soumettons nos malades , suivant l'état de leurs yeux.

Trois cas peuvent en effet se présenter ; ce sont les suivants :

1° Le malade a un commencement d'opacité ;

2° Le malade a une cataracte presque complète ou entièrement mûre, sans complications graves ;

3° Le malade a une cataracte incomplète ou complète avec complications graves.

Dans le premier, nous soumettons le malade à un traitement médical composé de moyens destinés à combattre la cause de la maladie si elle est saisissable, et à un traitement chimique, s'il m'est permis de m'exprimer ainsi, qui repose sur l'expérience suivante :

Si l'on prépare trois solutions salines, la *première neutre*, la *seconde alcaline* et la *troisième acide* et qu'on plonge dans chacune d'elles un œil de bœuf à l'état normal, on observe que quelques heures après l'œil placé dans la solution acide est devenu tout-à-fait opaque, tandis que les deux autres ont conservé leur transparence parfaite. Enfin, si on plonge le cristallin cataracté dans la solution alcaline, au bout de 24 heures la lentille a retrouvé sa transparence normale.

Cette expérience a conduit quelques médecins à opposer à la cataracte un traitement général et local destiné à alcaliniser les humeurs de l'économie.

Nous devons dire que nous avons eu la satisfaction de réussir complètement une fois en suivant ces idées, aussi donnons-nous en note la formule du traitement qui nous valut ce succès si inattendu (1).

<hr>

(1) TRAITEMENT MÉDICAL DE LA CATARACTE.

1° Le matin à jeun une cuillerée à bouche de la solution suivante.

Iodure de potassium..	8 grammes.	
Sirop de trèfle d'eau..	150	»
Sirop de saponaire.....	150	» (Mêlez).

2° Eau de Vichy aux repas.

3° Pendant la nuit, application sur l'œil cataracté d'un

Dans le second cas la seule ressource est l'opération. Nous la pratiquons ordinairement, à moins qu'il n'y ait contre-indication, par la méthode dite d'*extraction*, comme le représente la figure ci-contre et en nous aidant du fixateur de *Luër* et du dilatateur palpébral de Kelley-Snowden.

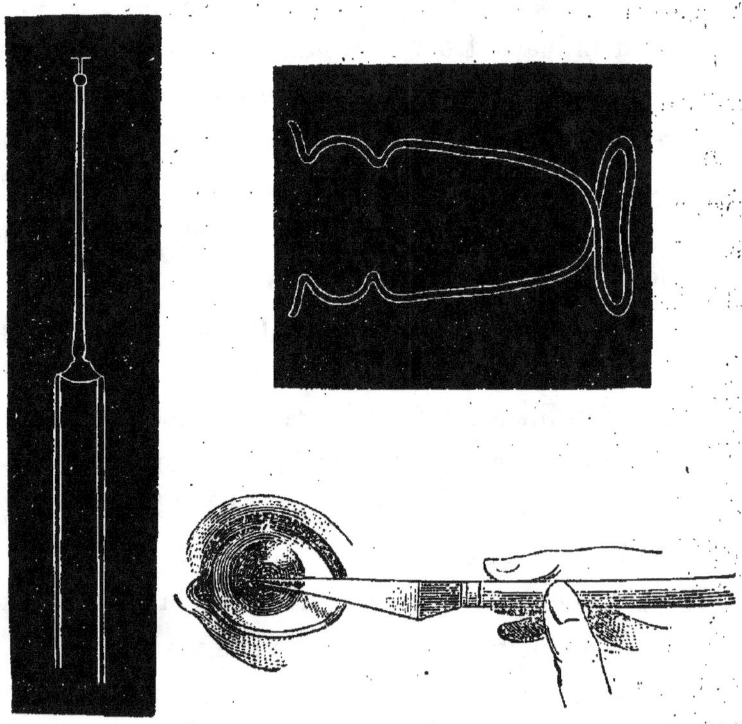

sachet de mousseline de 6 à 8 centimètres carrés de surface rempli de :

> Chaux. .... 2 parties.
> Chlorhydrate d'ammoniaque. .... 1 partie.

4° Deux fois la semaine et dans la journée bassiner l'œil avec quantité suffisante du mélange suivant :

> Iodure de potassium.................. 2 grammes.
> Eau..... 100   »

Quand l'extraction n'est pas praticable, nous faisons l'*abaissement* ou le *broiement* par la cornée, méthodes abandonnées par la plupart des chirurgiens, mais qui ont donné, entre les mains d'oculistes distingués et entre autres de notre collègue et ami, le docteur Spitzer, des résultats très-satisfaisants. Nous sommes heureux de pouvoir lui rendre ici un témoignage public de remercîment et de reconnaissance pour les conseils bienveillants dont il ne cesse de nous entourer.

Dans le troisième cas, nous traitons la maladie qui complique la cataracte si elle est susceptible de guérison. Puis nous opérons. Dans le cas contraire, nous abandonnons la maladie à elle-même.

Traitement consécutif. — Après l'opération, nous recouvrons les yeux de bandelettes de taffettas d'Angleterre, entrecroisées avec soin sur les paupières, nous plaçons le malade dans une chambre obscure et nous prescrivons des compresses imbibées d'eau fraîche pendant cinq jours. Dans la première et la seconde journée, les compresses sont renouvelées tous les quartsheure; dans la troisième, toutes les heures, et dans la quatrième, toutes les deux heures. Les jours

5° Priser deux ou trois fois par jour :

Bétoine............................	
Asaret.............................	à à 10 grammes.
Ellébore blanc.....................	

Mêlez et réduisez en poudre grossière.

6° Alimentation surtout végétale.
7° Se purger de huit en huit jours avec 8 grammes de magnésie calcinée.

suivants, nous supprimons cette médication ; nous faisons lever les malades et nous nous bornons à renouveler les bandelettes après avoir examiné l'œil opéré et avoir instillé quelques gouttes d'une solution mydriatique. Pendant les trois premiers jours, nos opérés prennent, en outre, une cuillerée toutes les quatre heures de la potion suivante :

> Extrait d'aconit napel............... 10 centigrammes.
> Extrait d'arnica montana............. 10   »
> Sirop Diacode...................... 60 grammes.
> Eau de tilleul 150   »   (Mêlez.)

Et nous leur permettons une alimentation légère.

Lorsque toute trace d'irritation a disparu, nous laissons pénétrer un peu de jour dans l'appartement et après avoir habitué graduellement nos malades à la lumière nous autorisons une promenade avec une visière et des conserves très-foncées.

Au bout d'un mois seulement, nous donnons les *lunettes dites à cataracte*, composées de verres convergents très-forts, de teinte neutre, contenus dans un diaphragme métallique d'un petit diamètre et coloré en noir. Le poids de l'appareil devient ainsi plus léger et le cercle noir de la monture remédiant à l'aberration de sphéricité, donne par conséquent une image beaucoup plus nette au centre.

Nous recommandons toujours deux paires de lunettes ; l'une pour la vision des objets très-rapprochés, pour la lecture et l'écriture par exemple (ordinairement n°° 2, 2 1/2, 2 1/4, etc.), l'autre pour la vision des objets distants (n°° 5, 6, etc.) ; chez quelques opérés nous avons vu le n° 5 servir très-bien pour la première destination et les n°⁵ 6 et 7 pour la seconde. Les malades ne doivent d'ailleurs fixer leur choix qu'après quelques essais et n'adopter définitivement un numéro que lorsque la sensibilité de l'œil à la lumière s'est complètement évanouie.

§ 7. - **Des maladies du corps vitré.**

La membrane mince qui enveloppe le corps vitré (membrane hyaloïde) n'est, pas plus que la capsule cristalloïde, susceptible de s'enflammer. *L'hyalite* ou inflammation de cette membrane, décrite par quelques auteurs, est donc une maladie purement hypothétique sur laquelle nous ne nous arrêterons pas.

Quant à l'humeur vitrée elle-même, elle n'est jamais primitivement affectée ; son ramollissement désigné sous le nom de *synchysis*, est presque toujours consécutif à une inflammation de la choroïde. On reconnaît cet état particulier par le toucher qui nous permet de constater une grande mollesse, une flaccidité considérable du globe de l'œil et par l'ophthalmoscope, qui nous fait découvrir des flocons de l'humeur vitrée qui se déplacent de haut en bas et de bas en haut dans les mouvements rapides de l'œil. Enfin, on constate également quand le ramollissement est avancé, le tremblottement de l'iris qui est fortement poussé en avant. Il y a aussi un peu de myopie.

Le traitement du synchysis doit s'adresser à la cause sous l'influence de laquelle il s'est produit.

L'ophthalmoscope permet de constater encore d'autres lésions dans le corps vitré, ce sont des filaments blanchâtres, des plaques exsudatives, des corps flottants opaques, des caillots sanguins, des entozoaires.

La thérapeutique n'est pas riche à l'endroit de ces affections, qui ne sont d'ordinaire que des symptômes de lésions plus profondes.

Pour compléter ce qui a trait aux maladies de l'humeur vitrée, nous signalerons encore un état particulier que M. Desmarres a appelé le premier *état jumenteux*.

Cet état pathologique est caractérisé par l'aspect trouble et bourbeux de la substance de l'humeur vitrée dû à des corpuscules très tenus, d'un jaune rougeâtre qui flottent et se meuvent en tous sens sousl'influence des mouvements de l'œil. Les membranes profondes sont en même temps très-peu appréciables et la papille semble recouverte par un nuage. La vue est altérée et les malades se plaignent de mouches volantes. Cette altération est susceptible de disparaître; le corps vitré reprend alors sa transparence et la vue s'améliore.

Le traitement consiste en collyres et en frictions iodurés et en préparations de calomel et de polygala.

On rencontre enfin quelquefois dans le corps vitré de nombreux cristaux de cholestérine qui à l'ophthalmoscope ressemblent à des paillettes d'or. Cet état morbide porte le nom de *synchysis étincellant*.

§ 8. — Maladies de la Choroïde.

DU STAPHYLÔME POSTÉRIEUR.

Le staphylôme postérieur désigné également sous le nom de *choroïdite atrophique* ou *scléro-choroïdite postérieure* est une affection qui n'est bien connue que depuis la découverte de l'ophthalmoscope. Elle est caractérisée par une saillie anormale du globe de l'œil dans son pôle postérieur. Cette maladie se montre de préférence à l'âge de la puberté chez les jeunes sujets dont les yeux ont été soumis de bonne heure à une activité exagérée. On la rencontre fréquemment chez les gens de lettres, les bijoutiers, les graveurs, les imprimeurs, les brodeuses, chez les personnes qui dans leur enfance ont été atteintes d'ophthalmies, de taies, etc. La myopie y prédispose; on peut même dire que ce n'est qu'exceptionnellement que le staphylôme postérieur s'observe sans myopie. Les recherches les plus récentes tendent aussi à prouver que cette maladie peut être héréditaire.

Au début, les malades racontent que leurs yeux se fatiguent facilement, qu'ils larmoient dès qu'ils fixent un objet avec attention et qu'ils éprouvent dans le fond du globe de l'œil une tension pénible. En même temps, comme ces malades sont le plus souvent myopes, ils se plaignent que leur vue baisse, qu'ils ne peuvent pas poursuivre une lecture un peu longue sans voir un brouillard envelopper les objets sur lesquels ils fixent leurs yeux ; enfin, ce qui les inquiète le plus c'est qu'ils ne trouvent pas de lunettes pour rémédier à leur état.

Il n'est pas rare non plus que les malades se plaignent de douleurs vagues et profondes dans le globe oculaire. Chez d'autres sujets la myopie est le premier et seul symptôme qui annonce le début de la maladie. Cet état pathologique s'accompagne souvent de dilatation de la pupille et d'un agrandissement considérable de la chambre antérieure.

Un ensemble de phénomènes pareils se manifestant chez un sujet jeune, doit éveiller l'attention de l'oculiste; l'ophthalmoscope seul lui indiquera l'existence du staphylôme. Il constatera, en effet, que les milieux ont conservé leur transparence, que les membranes profondes offrent leur coloration normale; mais la papille leur apparaîtra déformée, élargie, d'une couleur jaune rouge et sa circonférence externe allongée en croissant, d'une teinte plus blanche, comme nacrée, qui tranche sur celle de la papille. Il n'est pas rare aussi de trouver la rétine ou la choroïde légèrement congestionnée. Telles sont les altérations qui caractérisent le *premier degré* du staphylôme postérieur.

Le *second degré* (fig. 2, pl. II) entraîne avec lui une myopie plus considérable, des tiraillements douloureux dès que les malades vaquent à des travaux qui exigent quelques efforts des yeux, la perception d'étincelles, de flammes, de mouches aux couleurs variées, enfin un nuage épais devant les objets sur lesquels ils veulent fixer les regards. A cette période, l'examen ophthalmoscopique permet de constater que la pupille est dilatée et paresseuse dans ses mouvements, que la chambre antérieure est agrandie, enfin que le fond de l'œil offre un reflet

d'un blanc brillant. En même temps, la tache en croissant que nous avons déjà signalée plus haut, s'est
étendue par sa convexité en forme de cône dont la base
embrasse la demi-circonférence de la papille et dont le
sommet se dirige vers le côté interne de l'œil. La circonférence de ce cône est quelquefois recouverte d'une
bandelette noire irrégulièrement échancrée, formée par
du pigment, d'autrefois elle est régulière ce qui dénote
une tendance de la maladie à s'arrêter dans ses progrès.
La tache conique, d'apparence nacrée, indique que les
éléments normaux de la choroïde ont disparu en ce
point. Elle est formée par la sclérotique. A cette période
la maladie peut rester longtemps stationnaire et les
soins de l'oculiste peuvent l'empêcher de passer au troisième degré.

Le *troisième* et *dernier degré* du staphylôme postérieur
(fig. 3, pl. II) est marqué par des phénomènes plus graves.
Les malades se plaignent d'un obscurcissement considé
rable de la vue, d'une grande difficulté pour reconnaître
les objets les plus rapprochés, d'une sensibilité extrême
à la lumière, de sensation de points lumineux ou de
points noirs de formes variables. Si l'on examine l'œil
avec détail, l'iris paraît terne, sans éclat, la pupille
très-dilatée et peu mobile, la chambre antérieure profonde; puis, si l'on fait tourner le globe oculaire
fortement en dedans, on peut apercevoir un reflet
bleuâtre situé profondément en arrière et correspondant à la saillie staphylômateuse. L'ophthalmoscope permet encore de découvrir des lésions plus avan-
cées et plus nombreuses qu'aux périodes précédentes.

Le corps vitré est liquéfié, tient en suspension des corps opâques, des filaments et présente l'aspect jumenteux dont nous avons déjà parlé. Quant à la tache blanche, elle a changé de forme; elle est devenue très large et s'est étendue jusque dans la région de la *macula*. Son contour est déchiqueté, irrégulier et borné par des lignes noirâtres de pigment plus ou moins décoloré. Enfin, du côté interne de la papille apparaît aussi une autre tache blanche et brillante, plus petite que la précédente et qui est l'indice du développement incessant de la maladie. Il n'est pas rare encore de rencontrer çà et là disséminées d'autres petites taches blanchâtres ou jaunâtres d'un développement moindre qui annoncent un état de souffrance générale dans toute la choroïde. C'est là, le dernier terme du staphylôme. Les malades sont aveugles.

La marche de la maladie est toujours lente. Si elle elle est convenablement traitée, on peut la maintenir au premier ou au deuxième degré, c'est-à-dire conserver aux malades encore assez de vue pour leur permettre de se conduire et de vaquer à leurs travaux; si, au contraire, on l'abandonne à elle-même et si les malades qui en sont atteints ne s'efforcent pas de se soustraire aux conditions sous l'influence desquelles elle s'est développée, elle progresse sans cesse et finit par se compliquer d'altérations matérielles incurables qui anéantissent la faculté visuelle. Le plus souvent les deux yeux sont affectés à la fois, mais à des degrés différents; il résulte des nombreux examens que nous avons eu occasion de faire que l'œil droit est ordinairement celui dans lequel la maladie atteint son plus grand développement. Le pronostic de cette affection est toujours grave et ce n'est que par des soins constants et bien dirigés qu'on peut l'améliorer et l'arrêter dans sa marche.

Le staphylôme postérieur a été longtemps désigné sous le nom d'*amblyopie amaurotique*, alors qu'on ne pouvait rien savoir de positif sur la nature des lésions matérielles que l'ophthalmoscope nous permet d'apprécier. Ses symptômes sont tellement tranchés qu'on ne peut le confondre avec aucune autre maladie. L'examen de l'œil et l'efficacité de verres concaves bien choisis empêcheront de le confondre avec une myopie idiopathique très-prononcée.

Enfin, dans la troisième période, alors que la pupille est immobile et dilatée que le globe est dur et déformé et que la vue est presque abolie, on pourrait confondre le staphylôme avec le glaucôme, affection que nous étudierons plus loin ; mais nous verrons que les signes ophthalmoscopiques sont tellement différents qu'il est impossible à un observateur exercé d'avoir le moindre doute sur l'existence de l'une ou de l'autre de ces affections.

Le traitement du staphylôme est presque tout entier hygiènique.

Nous recommandons aux malades d'éviter toute fatigue de leurs yeux et de se servir le plus rarement possible de verres concaves dont la myopie qui accompagne cet état semble rendre l'usage indispensable L'emploi de ces verres est pernicieux, car ils aug-

mentent la force de réfraction des yeux et par cela
même leur conformation vicieuse et l'embarras de la
circulation.

Nous insistons sur les ablutions, les douches froides
avec de l'eau pure ou additionnée de quelques gouttes
d'arnica. Nous veillons à entretenir la liberté du ventre
par des lavements lavatifs et des pilules dans lesquelles
nous faisons entrer une petite quantité de belladone.
Celles que nous conseillons le plus souvent, sont :

Résine de Jalap......................	3 grammes.
Crème de tartre....................	1 »
Scammonée.	3 »
Extrait de belladone.................	60 centigrammes.
Extrait de stramonium..	50 »
Sirop de chicorée...................	Q. S.

Mêlez et divisez en 60 pillules. — 2 par jour.

L'avantage de cette préparation est de lutter sans
fatigue et sans secousse contre la constipation quelquefois opiniâtre des malades, d'entretenir une dérivation
constante sur le tube digestif au profit de l'organe
visuel, d'amener une détente permanente dans les
contractions des muscles de l'œil, d'activer la circulation artérielle de cet organe, et par conséquent de
s'opposer à l'accroissement de sa déformation.

Si le malade a un tempérament débile ou strumeux
ou lymphatique, nous ajoutons à ce traitement quelques
médicaments généraux appropriés, enfin s'il survient
quelques complications, nous les traitons en conséquence. Tous nos malades portent des verres fumés et
s'exercent à regarder à de grandes distances.

Les oculistes ont cherché à découvrir la cause matérielle, la nature du staphylôme postérieur. M. Sichel l'attribue à une choroïdite qui produit l'atrophie, l'amincissement de la sclérotique qui cède alors à la pression musculaire ; Jœger la considère comme ayant son point de départ dans une sclérotite, Græfe, dans une scléro-choroïdite ; Curlt penche pour une distension mécanique produite par les muscles pendant les efforts d'accommodation. Ces explications variées que partagent la plupart des chirurgiens, laissent toutes séparément à désirer, aussi nous ne les partageons pas entièrement.

Nous pensons que l'opinion la plus juste est celle qui attribue la maladie à l'exagération de l'activité des muscles internes et externes de l'œil pendant les efforts de l'accommodation, alors que les sujets s'y trouvent prédisposés par leur âge, les maladies oculaires antérieures, les diathèses et une myopie plus ou moins prononcée.

DE LA SCLÉRO-CHOROIDITE GLAUCÔMATEUSE
OU GLAUCÔME.

L'affection que nous désignons sous le *scléro-choroïdite glaucômateuse* était, il y a peu de temps encore, étudiée sous le nom de glaucôme. On la définissait alors d'après ses symptômes les plus apparents, mais on ignorait complètement sa nature et son essence intime ; aujourd'hui, depuis l'application de la découverte d'Helmotz à la pathologie des parties profondes de l'œil, on est arrivé, en s'appuyant sur des études ophthalmoscopiques nombreuses, à sortir du champ de l'hypothèse et à émettre sur cette importante question des théories positives. C'est à M. de Grœfe, lepremier, qu'on doit une appréciation exacte de cet état pathologique. Pour lui, le glaucôme est une irido-choroïdite avec hypersécrétion séreuse intra-oculaire qui augmente la pression intérieure, comprime la rétine et détermine des phénomènes caractéristiques ; pour d'autres, au contraire, c'est une scléro-choroïdite et les accidents qui l'accompagnent sont dus, non pas à une pression intra-oculaire, mais à une pression concentrique qui résulte d'un mode particulier d'altération de la sclérotique, caractérisé par son épaississement et sa rétraction, altération sous la dépendance d'un état congestif ou inflammatoire de la choroïde.

Cette opinion que nous partageons, a été émise par M. Cusco; elle rend compte, aussi bien que la précédente, du phénomène essentiel de la maladie, c'est-à-dire de la pression oculaire.

Ces considérations étant posées, nous allons étudier successivement les deux formes principales de la scléro-choroïdite glaucômateuse, savoir : la *forme aiguë*, la *forme chronique*.

Forme aiguë. — La maladie débute quelquefois spontanément, d'autrefois, au contraire, elle est précédée de symptômes prodromiques intéressants à connaître, qui consistent dans l'apparition de flammes et d'étincelles qui traversent l'œil, dans un obscurcissement momentané de la vue, appréciable surtout au déclin du jour, dans une presbytie prononcée, dans de la photophobie et des douleurs qui du fond de l'œil s'irradient vers le front et la tempe.

Ces douleurs névralgiques s'exaspèrent sous des influences diverses, après une émotion vive, par exemple, à la suite de la chaleur du lit, de l'humidité de l'atmosphère etc. ; elles s'évanouissent au bout de quelque temps, puis après une période indéterminée s'éveillent encore brusquement pendant la nuit surtout et finissent par laisser après elles un trouble plus ou moins considérable de la vue; tels sont les phénomènes qui précèdent quelquefois la formation du glaucôme.

Dans tous les cas, si la maladie se développe, la conjonctive s'injecte, la pupille se dilate, se déforme et devient immobile, l'iris perd son éclat naturel, revêt un aspect terne, le globe oculaire durcit et offre une teinte verdâtre, profondément située derrière la pupille, la cornée se trouble et perd sa sensibilité, enfin le malade devient aveugle.

Si dans de telles conditions on applique l'exploration ophthalmoscopique, on observe, à la faveur d'un reste de transparence des milieux, des ecchymoses sur la rétine, des suffusions sur la choroïde, une excavation bien marquée de la papille optique, des pulsations spontanées dans les artères rétiniennes et un déplacement particulier des vaisseaux qui semblent s'enfoncer et se recourber vers la circonférence papillaire.

La *marche* de cette affection est quelquefois excessivement rapide et quelques jours suffisent pour consommer la perte complète de l'œil. Dans d'autres cas, au contraire, plusieurs attaques sont nécessaires pour amener de pareils désordres.

Forme chronique. — La forme chronique ne diffère de la forme aiguë que par l'intensité moindre de tous les phénomènes et par l'absence des attaques périodiques. C'est pas à pas, pour ainsi dire, que les modifications pathologiques s'accomplissent, et c'est peu à peu que la vue disparaît. Comme dans la forme aiguë, l'ophthalmoscope permet de reconnaître des tâches ecchymotiques, des taches blanchâtres dues à la dégénérescence graisseuse de la rétine, des plaques exsudatives, l'excavation papillaire, le dèplacement des vaisseaux et le pouls artériel spontané. A la dernière période enfin, surviennent des lésions secondaires ; le cristallin devient opâque, les artères rétiniennes s'atrophient, les veines se dilatent, la cornée s'ulcère et se perfore, enfin, la maladie se termine par l'atrophie du globe oculaire luimême.

Pronostic. — Le pronostic du glaucôme est excessivement grave; lorsqu'il affecte la forme chronique, on peut le considérer comme incurable ; dans la forme aiguë, il est permis d'espérer quelques résultats d'un traitement bien approprié.

Etiologie. — Le glaucôme ne se développe que chez les adultes et les gens âgés, sous l'influence du rhumatisme, de la goutte ou d'un trouble dans la circulation veineuse abdominale ; on le rencontre aussi à la suite de la cessation d'hémorroïdes fluentes et chez les personnes du sexe à l'époque critique. Il affecte de préférence les individus presbytes et apparaît presque toujours successivement sur les deux yeux.

Traitement. — Le traitement que nous opposons au glaucôme est à la fois médical et chirurgical.

Dans la forme aiguë, nous nous efforçons de calmer les douleurs lorsqu'elles existent et de faire disparaître les phénomènes de congestion. Nous employons dans ce but les saignées générales et locales, coup sur coup, les dérivatifs intestinaux, les pédiluves sinapisés, les vésicatoires aux membres inférieurs, les frictions périorbitaires avec des pommades belladonées, enfin l'administration intérieure de pilules avec :

Calomel	50	centigrammes.
Sulfate de quinine	50	»
Extrait de digitale	20	»
Extrait thébaïque	15	»
Sirop simple	Q. S.	

Mêlez et divise en 20 pilules dont on prend trois par jour.

Lorsque cette médication active ne rétablit pas complètement les fonctions de l'œil, nous recourons à un traitement chirurgical qui a pour but de faire cesser directement la pression intra-oculaire et qui consiste dans la *paracentèse de la cornée*; plus tard, si les symptômes conservent la même intensité nous recourons à l'*iridectomie* pratiquée d'après le procédé de M. Grœfe, afin d'obtenir l'écoulement de l'humeur aqueuse et d'une partie du sang contenu dans l'iris, d'amoindrir la surface sécrétante de cette membrane, de diminuer la pression intérieure et d'établir une large communication entre les deux chambres oculaires. Cette méthode chirurgicale, toute récente, a donné déjà quelques résultats satifaisants. Nous la considérons comme un premier pas dans la voie du progrès, en face d'une affection regardée jusqu'à ce jour comme au-dessus des ressources de l'art.

Dans la forme chronique, le traitement que nous employons est presque tout entier médical, car les méthodes chirurgicales précédentes restent toujours infructueuses. Il se compose de moyens thérapeutiques généraux propres à combattre les causes présumées de l'affection ou l'état diathésique prédominant, anti-goutteux, anti-rhumatismaux, etc.; en outre, d'émissions sanguines locales de quinze en quinze jours et de pilules purgatives ad usum dans le but de diminuer la congestion oculaire, d'amoindrir la plasticité du sang, et de transporter le mouvement congestif qui tend à se localiser sur l'œil vers le système muqueux en général.

Enfin, nous recommandons le repos le plus complet de l'œil, et nous atténuons l'action trop vive des rayons lumineux par des lunettes bleues très-foncées et par une visière.

APOPLEXIE DE LA CHOROÏDE.

L'Apoplexie de la choroïde provient de la rupture d'un ou de plusieurs vaisseaux de cette membrane. Elle se produit quelquefois sans cause appréciable, mais plus souvent à la suite de veilles prolongées, d'accès violents de colère, de contusions sur la tête, d'apoplexies cérébrales ou d'un état congestif très-ancien de la choroïde. Lorsque l'apoplexie choroïdienne se produit, il arrive que le sang épanché tombe dans la partie la plus déclive de l'œil et décolle la rétine en ce point, ou bien qu'il perfore cette membrane et envahit le corps vitré où il se coagule sous forme d'une plaque rouge, sombre et diffuse. Dans d'autres circonstances, si l'épanchement est peu considérable, il occupe toute la continuité de la rétine et forme au fond de l'œil un voile épais qui empêche de l'éclairer.

Le diagnostic de pareilles lésions est facile avec l'ophthalmoscope; on les distingue des taches sanguines rétiniennes en remarquant que dans les premières les vaisseaux rétiniens passent au-devant et qu'en aucun point de leur trajet on ne peut apercevoir des points noirâtres annonçant la rupture d'un vaisseau.

Le pronostic, toujours grave, varie en raison de l'abondance et du siége de l'épanchement.

Le traitement de l'apoplexie choroïdienne consiste dans la médication antiphlogistique et résolutive, saignées, sangsues, ventouses, usage interne des mercuriaux, des purgatifs drastiques et de l'iodure de potassium.

Tumeurs diverses de la choroïde, dégénérescences, etc. — La choroïde peut être envahie par des tumeurs de différente nature et devenir le siége de dégénérescences variées que l'ophthalmoscope permet toujours de diagnostiquer. Le traitement restera toujours impuissant.

§ 9. — Des maladies de la Rétine.

Rétinite pigmentaire.

La *rétinite pigmentaire* est caractérisée par la présence sur la rétine de petites taches noires irrégulières, formées par du pigment ; elle est fréquente et reconnaît pour causes toutes celles qui sont susceptibles de provoquer des congestions oculaires, telles que l'impression subite d'une lumière éclatante, l'étude prolongée sur des objets rapprochés et petits, etc. Elle paraît aussi être héréditaire et se manifester de préférence sur des enfants issus de mariages consanguins.

Elle débute quelquefois d'une manière subite, d'autrefois, au contraire, d'une manière lente et insidieuse, par un obscurcissement léger de la vue, par quelques tiraillements dans le globe oculaire et par des perceptions lumineuses variées. Après une durée plus ou moins prolongée, la vue s'affaiblit davantage, l'étendue du champ visuel se rétrécit, la vision des objets latéraux est difficile et le malade, dont les yeux semblent agités d'un tremblement continuel, est forcé de diriger ses regards en tous sens pour apercevoir les objets qu'on lui présente.

Le *diagnostic* repose en entier sur l'examen ophthalmoscopique qui permet de reconnaître à la surface de la rétine, comme le représente la fig. 2 de la pl. 1, des taches noirâtres disséminées, de formes variées, accumulées d'abord vers l'*ora-serrata* et plus tard sur le fond de la rétine et même sur la papille. Il est rare que la choroïde ne soit pas en même temps le siége d'altérations diverses telles que exsudations, taches atrophiques, taches sanguines, etc. Le corps vitré lui-même participe à la maladie, se ramollit quelquefois et contient souvent des flocons noirâtres provenant de la dépigmentation de la choroïde.

La *marche* de cette affection est lente et son pronostic est grave. Elle entraîne presque fatalement une diminution graduelle de la vision qui finit ensuite par s'éteindre complètement.

Le *traitement* de la rétinite pigmentaire consiste dans l'emploi raisonné des moyens applicables aux congestions choroïdiennes. Il est rarement efficace. Nous expérimentons depuis quelques temps contre cette affection, les préparations internes de nitrate d'argent. Nous espérons avoir à en faire plus tard l'objet d'un mémoire particulier.

Hydropisie sous-rétinienne ou *décollement séreux de la rétine.*

Sous l'influence d'une inflammation des membranes profondes de l'œil, un épanchement de matière séreuse peut se former entre la choroïde et la rétine, décoller celle-ci et la repousser en avant. Cet état pathologique porte le nom d'*hydropisie sous-rétinienne* et reconnaît pour causes une choroïdite, une rétino-choroïdite, une irido-choroïdite, une hémorrhagie choroïdienne, etc. Dans ces circonstances, l'épanchement est lent à se produire et s'accompagne d'autres lésions reconnaissables à l'ophthalmoscope qui mettent toujours l'oculiste sur la voie du diagnostic. Mais d'autrefois, le décollement séreux se produit d'une manière soudaine, sans lésions secondaires comme on en cite quelques exemples à la suite d'un refroidissement, d'un érysipèle de la face ou dans le cours d'une affection albuminurique et dans ce cas l'épanchement peut décoller toute la surface de la rétine ou seulement une portion, en général la portion la plus déclive. Nous allons examiner ces deux cas.

1° *Hydropisie générale* ou *décollement total.* — Dans ce cas, l'observation directe et l'éclairage oblique permettent de reconnaître la maladie; mais si l'on veut apprécier en détail, il faut recourir à l'ophthalmoscope qui montre le fond de l'œil sous l'aspect d'une surface opâline traversée horizontalement par des replis et des bosselures d'apparence nacrée et sillonée par des vaisseaux plus volumineux qu'à l'état normal.

La papille n'existe plus et si l'on engage le malade à mouvoir son œil en tous sens, on voit très-bien vaciller la rétine sous l'influence de l'agitation du liquide épanché. Il n'est pas rare de trouver aussi à sa surface des taches hémorrhagiques, dans le corps vitré des corps flottants, et à une période plus avancée encore de rencontrer des fausses membranes qui obstruent le champ pupillaire et masquent le décollement ou bien une cataracte ordinairement molle et incurable. De pareilles lésions entraînent toujours une cécité complète.

2° *Hydropisie partielle* ou *décollement partiel* (pl. 2,

fig. 5). — Lorsque le décollement est partiel, l'ophthal-moscope montre à la portion déclive de la rétine une masse flottante d'une teinte blanche ou grisâtre sillonée de vaisseaux flexueux assez gros dont la courbure brusque produite par le passage de la portion de rétine décollée à la portion saine, indique l'étendue du décollement. Quant aux autres parties de la rétine, elles conservent leur aspect normal; quelquefois même la papille peut être facilement découverte.

Le premier symptôme physiologique qui résulte d'une lésion pareille consiste dans une interruption du champ visuel en rapport avec le siége et l'étendue du décolle-ment et comme celui-ci se produit surtout à la partie inférieure, il en résulte que les objets qui devraient faire image dans cette partie ne peuvent pas être vus et que le champ visuel semble coupé en deux ; c'est ce que l'on appelle de l'*hémiopie*. Ce voile obscur qui masque une partie des objets varie de position à chaque mouvement du malade, parce que chaque fois , l'épanchement subit une ondulation qui fait varier ses rapports avec le champ visuel. La marche de l'hydropi-sie rétinienne est lente; quelquefois l'épanchement reste longtemps stationnaire et disparaît ensuite, ce dont on s'aperçoit à l'ophthalmoscope et à l'amélioration de la vue; mais dans bien des cas, le décollement augmente, devient général, se complique d'altérations diverses , le globe de l'œil s'atrophie et le malade est aveugle pour toujours.

Le traitement des hydropisies sous-rétiniennes se compose d'agents thérapeutiques destinés à la fois à combattre la cause de la maladie si l'on peut la découvrir et à favoriser l'absorption de la matière épanchée. Nous employons, pour remplir ces indications, le calomel associé à la poudre de racine de polygala, l'iodure de potassium, les préparations d'iode, les dérivatifs intestinaux, les vesicatoires à la nuque, les applications répétées de mouches de milan dans la région temporale, les collyres iodurés et belladonés et enfin nous favorisons l'action de ces médicaments en exerçant une pression légère sur le globe de l'œil.

Hémorrhagie de la rétine. — Apoplexie rétinienne et papillaire.

L'*hémorrhagie de la rétine* reconnaît pour causes immédiates la rupture d'un ou plusieurs vaisseaux de cette membrane. Elle survient quelquefois subitement et porte alors plus particulièrement le nom d'*apoplexie rétinienne*. Dans quelques cas enfin elle complique la rétinite congestive, pigmentaire et albuminurique.

Il est impossible de diagnostiquer une lésion semblable sans le secours de l'ophthalmoscope ; il montre, en effet, tantôt des plaques larges d'un rouge brun, tantôt un piqueté fin, analogue au sablé des affections cérébrales, tantôt enfin un véritable caillot qui a subi des modifications en rapport avec le temps auquel remonte sa formation. Dans quelques cas, une tache hémorrhagique occupe la papille et l'obscurcit complètement ; dans d'autres cas, c'est la région de la tache jaune qui est le siége de la lésion. L'ophthalmoscope montre encore les vaisseaux rétiniens déformés et en un point de leur trajet un ou plusieurs amas de sang noir qui indique le siége de leur rupture ; quelquefois enfin le corps vitré est lui-même pénétré par une certaine quantité de sang.

Les *symptômes* qui annoncent une hémorrhagie de la rétine consistent dans une sensation de pesanteur dans le globe oculaire et dans un trouble subit de la vision occupant une partie ou la totalité du champ visuel. Son invasion est brusque et l'on cite des malades qui se couchant bien portants, se sont réveillés aveugles. Nous avons eu occasion d'examiner un malade dans des conditions pareilles, l'ophthalmoscope nous montra une apoplexie de la *macula*. Le malade guérit.

La *marche* de ces épanchements sanguins, ordinairement rétrograde, peut être suivie par l'ophthalmoscope qui nous fait assister à l'absorption graduelle du sang et qui nous montre après un certain temps la tache sanguine, remplacée par une tache blanche atrophique, souvent entourée d'un liseret de pigment. Les malades recouvrent alors la faculté visuelle.

Le *pronostic* de cette affection est toujours grave, il varie suivant l'abondance de l'épanchement, son siége et son ancienneté.

Traitement. — Trois indications principales dominent la thérapeutique des hémorrhagies de la rétine. La première consiste à diminuer la tendance hémorrhagique ; la seconde, à combattre la congestion, s'il en existe ; la troisième enfin, à favoriser la résorption du sang épanché. Pour remplir les premières, nous employons les émissions sanguines générales, les applications périodiquement répétées de sangsues ou de ventouses scarifiées, le calomel, les arsenicaux, etc.; enfin, pour remplir la dernière, nous conseillons les irrigations froides, les lotions iodurées, une pression légère exercée sur le globe de l'œil et des pilules composées avec

> Bi–chlorure d'hydrargire............... 50 centigrammes.
> Extrait d'aconit,...................... 4 grammes.
> Extrait de gayac .... 2 »
>
> (Mêlez et divisez en 60 pilules. — 2 par jour.)

Il va sans dire que si nous pouvons rattacher la disposition hémorrhagique à une cause générale, nous la combattons par des moyens hygiéniques et médicaux convenables. Dans un cas que nous avons récemment observé, nous avons dû administrer les préparations ferrugineuses.

Anémie de la rétine.

L'*anémie* de la rétine est un état pathologique caractérisé par la diminution du nombre et du calibre des vaisseaux rétiniens et même par leur disparition complète. Elle s'accompagne souvent d'atrophie de la papille et dénote alors une compression sur le nerf optique par une tumeur cérébrale ou extra-oculaire.

Cysticerque de la rétine.

On a rencontré plusieurs fois, dans les pays où le tœnia est fréquent, le cysticerque sous-rétinien. On le distingue à la présence au fond de l'œil d'une tumeur ovale ou piriforme, d'un vert bleuâtre, aboutissant à une partie plus ou moins allongée qui en est la tête.

Cette singulière affection entraîne peu à peu la perte de la vue. On a employé contre elle, sans succès, la santonine et l'onguent napolitain. Nous ne nous y étendrons pas davantage.

Encéphaloïde de la rétine et du nerf optique.

Cette affection désignée aussi sous le nom de *cancer* et de *fongus médullaire* est plus fréquente chez les jeunes sujets que chez les adultes ; elle est rare dans la vieillesse. Elle débute par une petite plaque d'un gris jaune qui se montre sur un point quelconque de la rétine. Cette plaque s'élargit ensuite, prend une coloration ambrée, devient inégale et bosselée et finit par envahir tout le fond du globe oculaire. Dans ces conditions, si on explore l'œil à un demi-jour, on aperçoit une opacité profonde qui donne un reflet brillant comme une plaque de cuivre. Cet état particulier a été appelé *œil de chat amaurotique*.

Jusqu'alors, les autres parties de l'œil sont encore saines, il n'y a que quelques troubles visuels ; quelquefois de l'héméralopie et un peu de paresse dans les contractions de la pupille. Mais lorsque la maladie progresse, la plaque fongueuse envahit le corps vitré, s'avance vers l'iris, détruit le cristallin et vient apparaître derrière la cornée ; des douleurs vives s'éveillent, le globe se déforme, augmente considérablement de volume, semble repoussé en avant et devient le siége de phénomènes inflammatoires variés. *C'est le second degré* de la maladie.

A la troisième période, le fongus dévore la cornée,

fait issue au-dehors et s'accroît avec une rapidité extrême sous forme d'une masse encéphaloïde qui s'ulcère, saigne, suppure et s'accompagne de phénomènes tellement graves que les malades ne tardent pas à être épuisés et à succomber après une lutte quelquefois très-longue, dans une agonie de tortures et de souffrances.

Le seul traitement qui offre des chances de succès consiste dans l'extirpation de l'œil dès la première période. Au second degré, il est déjà trop tard, l'opération est inutile, les malades sont voués à une mort certaine.

Rétinite albuminurique. (pl. 2, fig. 4.)

L'affection que nous désignons sous le nom de *rétinite albuminurique* est décrite dans la plupart des auteurs modernes sous le nom d'*amblyopie* ou d'*amaurose albuminurique*. Pour nous, qui ne donnons ces dernières significations qu'à des maladies particulières sans lésion appréciable, nous croyons devoir nous fixer à la dénomination que nous avons adoptée, car nous allons montrer que si quelquefois l'albuminurie ne s'accompagne d'aucun trouble matériel de la rétine, dans d'autres très-fréquents, l'ophthalmoscope nous permet de découvrir de très-notables altérations de cette membrane nerveuse et nous en fait faire, pour ainsi dire sur le vivant, l'anatomie pathologique.

La rétinite albuminurique coïncide souvent avec l'apparition des symptômes qui caractérisent la néphrite albumineuse, c'est-à-dire avec les enflures de la face et des membres inférieurs, avec des douleurs céphalalgiques, des attaques convulsives, etc.; d'autrefois, au contraire, le trouble de la vue est la première manifestation de l'affection albumineuse. Les malades éprouvent alors de la fatigue après une lecture un peu prolongée, ils sentent que leur vue s'affaiblit, devient plus courte ou plus longue, et se munissent de verres qui n'améliorent en rien l'état de leurs yeux ; ils remarquent des interruptions dans le champ visuel, sont poursuivis par l'apparition de mouches volantes, d'étincelles, d'illusions optiques variées et finissent par devenir aveugles.

Au début, on ne reconnaît quelquefois qu'une légère hypérémie papillaire qui ne tarde pas à s'évanouir et qui n'offre rien de caractéristique. Mais plus tard, on constate d'autres lésions multiples et pathognomoniques ; ce sont des taches rouges irrégulières éparpillées sur la rétine, soit autour de la papille, soit sur le trajet des vaisseaux ; enfin par les progrès de la maladie le fond de l'œil se trouble de plus en plus, la pupille se dilate, la rétine perd sa couleur normale, devient louche et semble œdématiée. La papille ne tarde pas à participer à cette infiltration ; elle paraît plus large et plus saillante et ses bords deviennent moins distincts, enfin, à la dernière période, la dégénérescence graisseuse de la rétine se prononce encore davantage et ou trouve à la surface de cette membrane des taches arrondies et brillantes, d'un blanc jaunâtre, qui forment comme un anneau autour de la papille. Ces taches s'élargissent et finissent par former de larges plaques d'un jaune blanc qui recouvrent presque toute la surface de la rétine et qui ne sont séparées que par quelques vaisseaux d'un très-petit calibre.

Nous observerons encore que dans quelques cas, la choroïde devient le siége de lésions secondaires, telles que plaques pigmentaires, taches jaunes atrophiques, exsudats, etc., que l'on peut également constater par l'examen ophthalmoscopique. La présence de toutes ces lésions entraîne presque toujours une cécité complète.

La *marche* de la rétinite albuminurique est très irrégulière. Quelquefois elle débute brusquement et disparaît de même pour reparaître encore ; mais le plus souvent la métamorphose graisseuse commence et l'affaiblissement de la vue suit une marche lente et progressive jusqu'à sa dernière période et à sa terminaison.

Le *diagnostic* de cette affection est facile lorsqu'on a l'habitude du maniement de l'ophthalmoscope. Cependant, comme on a cité quelques cas où de semblables lésions se sont développées sous l'influence du *diabéte*, on s'éclairera de l'examen des urines.

Le *traitement* consiste dans l'emploi de la médication de la néphrite albumineuse ; au début, alors que des symptômes de congestion se manifestent nous employons quelques évacuations sanguines locales, des frictions péri-orbitaires avec une pommade composée d'aconit et de ciguë, et nous prescrivons à l'intérieur :

Nitrate de potasse.................. 4 grammes.
Poudre fraîche de digitale......... 20 centigrammes.

Mêlez. — A prendre un un jour dans un litre de tisane de graines de lin dulcorée avec le sirop d'orgeat.

Lorsque cette période de congestion active s'est évanouie, nous usons des toniques, des reconstituants, des frictions sèches et aromatiques sur la peau, des bains de vapeur, d'un régime doux et analeptique et nous prescrivons le mélange suivant :

    Eau distillée........................ 15 grammes.
    Carbonate de magnésie..............   5   »
    Alcool.............................. 10 gouttes.
  Mêlez, filtrez et ajoutez :

    Teinture de digitale................   8 grammes.
    Teinture d'aconit...................   4   »
    Teinture d'opium....................   3   »
    Esprit d'éther nitrique............ 25   »
  Mêlez, et prenez à la dose de deux cuillerées par jour.

Nous ne citerons pas les nombreux médicaments qu'on a appliqué avec ou sans succès à cette affection si grave ; le fer, la scille, le colchique, les préparations de genièvre, etc., restent presque toujours sans résultats. Dans ces dernières années on a préconisé le tannin. Nous conseillons d'y avoir recours. On l'emploie de la manière suivante :

    Tannin.............................. 2 à 4 grammes.
    Sirop de quina...................... 20   »
    Eau distillée....................... 30   »
    Mêlez et prenez dans la journée par cuillerées à bouche.

Dans le cas où l'examen des urines ferait découvrir une affection diabétique, il faudrait prescrire un traitement approprié, composé de pain de gluten, poissons, viande blanche, œufs, fromage, vin de bordeaux, café sans sucre, eau de Vichy, magnésie calcinée, bi-carbonate de soude, etc., Nous n'entrerons pas d'ailleurs dans l'énumération de tous les moyens thérapeutiques applicables à cette terrible maladie.

§ 10. ALTÉRATIONS DE LA PAPILLE DU NERF OPTIQUE.

Nous avons vu dans la plupart des affections qui ont passé sous nos yeux que la papille optique était fréquemment le siége de lésions qui réunies à celles qu'on pouvait découvrir dans la rétine et dans la choroïde, nous révélaient des maladies diverses dont quelques-unes, autrefois inconnues, étaient classées au nombre des amauroses oculaires. Dans quelques cas, l'exploration de la papille toute seule suffit pour nous faire découvrir des modifications dans sa forme, sa coloration, son étendue, etc. Ces altérations qui sont les indices fréquents d'affections profondes du cerveau, de la moëlle ou du nerf optique retentissent sur les phénomènes fonctionnels des organes de la vue, et donnent lieu à des symptômes particuliers qui caractérisaient une classe d'amauroses connues autrefois sous le nom d'amauroses cérébrales ou amauroses extra-oculaires. Nous allons passer successivement en revue toutes ces altérations.

Changements de forme.—La papille, au lieu d'être ronde comme à l'état normal, présente quelquefois des bords anguleux et dentelés et s'accompagne alors ordinairement d'exsudations, d'amas pigmentairrs et de taches sanguines. Quelquefois aussi elle s'échancre et ses limites paraissent moins nettes ; dans ce cas, il y a presque toujours coïncidence d'un stahhylôme postérieur.

Changements de coloration. — Nous avons déjà vu que la papille prenait une teinte très-rouge et était sillonnée par des vaisseaux turgescents dans l'*hypérémie papillaire*. Nous avons vu aussi que des extravasations sanguines, sous forme de taches rougeâtres irrégulières, caractérisaient l'*apoplexie de la papille*. Outre ces deux états, on rencontre encore des papilles blanchâtres et ternes avec diminution du volume et du nombre de ses vaisseaux. Cet état, appelé *anémie de la rétine* est souvent le début de l'*atrophie papillaire*, état pathologique caractérisé par l'aspect luisant, nacré et comme tendineux du disque papillaire. Nous mentionnerons encore que l'on a rencontré des papilles verdâtres. Ces colorations spéciales sont toutes l'indice d'une affection du cerveau.

Changements d'étendue. — La diminution dans l'étendue de la papille caractérise l'*atrophie papillaire* et simultanément l'*atrophie de la rétine.* Dans ce cas, l'examen ophthalmoscopique montre que la papille est blanche et nacrée, plus petite qu'à l'état normal, que les veines et les artères ont diminué de calibre ou sont oblitérées et remplacées par des traînées blanchâtres. Cet ensemble de lésions indique ordinairement une compression du nerf optique par une tumeur cérébrale.

L'*atrophie* peut aussi être symptômatique d'une affection chronique des membranes de l'œil; mais on rencontre alors en même temps des dépôts de pigment, des taches jaunes, des exsudations, des corps flottants dans le corps vitré, etc., qui éclairent le diagnostic. Quant à la petitesse des disques papillaires, lorsqu'elle ne s'accompagne pas de changement de coloration, d'excavation ou d'autres symptômes déjà signalés, elle ne suffit pas pour impliquer un état pathologique et peut coïncider avec une vue parfaite. Nous avons récemment examiné un homme dont les deux papilles avaient la moitié de leurs dimensions normales et dont la vue était excellente.

Changements de forme de la surface papillaire. — Les changements qui surviennent à la surface de la papille consistent dans une excavation ou une saillie anormales.

L'*excavation* de la papille est un des caractères pathognomoniques de la scléro-choroïdite glaucomateuse. On la rencontre aussi alors que des tumeurs extra-oculaires, par la pression qu'elles exercent sur le nerf optique, ont amené l'atrophie de ses éléments, et dans ce cas, la papille paraît enfoncée et ses vaisseaux semblent se recourber après l'avoir traversée pour gagner la surface de la rétine. L'excavation papillaire entraîne toujours un affaiblissement progressif de la vue et même son abolition complète.

La *saillie* ou projection en avant de la papille coïncide presque toujours avec son élargissement, et son infiltration œdémateuse. Elle paraît alors large, saillante, gonflée, d'une couleur jaune sâle; ses contours sont irréguliers et ses veines paraissent variqueuses. Cet état se retrouve dans la rétinite albuminurique et dans quelques cas d'infiltration œdémateuse de la papille et de la rétine par la compression qu'une tumeur orbitaire ou cérébrale exerce sur le nerf optique. C'est toujours une lésion grave.

Les altérations de la papille que nous venons de
signaler étant presque toutes l'indice d'une affection
du cerveau, du nerf optique, de la moëlle épinière, de
l'orbite, etc., on devra s'efforcer, lorsque l'ophthalmoscope aura permis de les découvrir, de rechercher tous
les symptômes locaux et généraux que peuvent présenter les malades et qui sont susceptibles de conduire
au diagnostic certain d'un ramollissement, d'un kyste,
d'un abcès, de tubercules ayant leur siége dans le cerveau, d'une hydropisie du nerf optique, de son atrophie,
enfin d'une tumeur intrà-orbitaire quelconque. **La
lésion** étant reconnue, on lui appliquera le traitement
qui semblera le plus rationnel, et dont les détails,
variés à l'infini, ne peuvent pas trouver place dans cet
ouvrage.

§ 11. DE L'ATROPHIE DU GLOBE OCULAIRE ET DE L'ADAPTATION D'UN ŒIL ARTIFICIEL.

L'*atrophie* de l'œil est un état pathologique caractérisé par la diminution du volume du globe oculaire.
Elle est tantôt *passive*, comme celle que l'on désigne
généralement sous le nom de *phthisie* de l'œil et qui
succède à l'évacuation des humeurs intrà-oculaires,
comme à la suite de la destruction de la cornée, des
plaies pénétrantes, de la rupture du globe et du phlegmon de l'œil. Dans ce cas les membranes s'affaissent et
se rétractent en un petit moignon au fond de la cavité
orbitaire.

D'autrefois elle est *active* et succède à une inflammation

de l'iris ou de la choroïde qui s'accompagne de l'absorption des produits inflammatoires épanchés et de celle des fluides normaux. On distingue alors plusieurs degrés d'atrophie : Le premier, caractérisé par un peu de mollesse et une légère diminution de volume du globe oculaire; le dernier, par la flaccidité de la coque oculaire et sa rétraction dans l'orbite sous la forme d'un noyau variable en grosseur.

L'atrophie est un état grave et incurable; elle entraîne la perte de la vue et une difformité repoussante qu'on corrige à l'aide d'un appareil prothétique en émail appelé *œil artificiel* pour la confection duquel les malades doivent toujours s'adresser eux-mêmes aux fabricants. M. Coulomb-Boissonneau (à Paris), est arrivé, dans cet art, à un degré de perfection que nul autre n'a pu atteindre.

§ 12. DES MALADIES DE L'ACCOMMODATION DE L'ŒIL.

L'œil possède, à l'état normal, une faculté que n'a aucun instrument d'optique, c'est de s'ajuster de manière à voir avec une netteté parfaite à une distance moyenne, rapprochée ou éloignée. Cette faculté s'appelle *faculté d'accomodation aux différentes distances*. Elle s'exerce sous l'influence de changements qui surviennent dans les parties constituantes de l'œil, savoir :

1° Le resserrement de la pupille ;

2° La projection en avant du bord pupillaire de l'iris ;

3° L'augmentation de la convexité de la face antérieure du cristallin, dont la portion centrale se porte en avant ;

4° Enfin, une augmentation légère dans la convexité de la face postérieure, phénomène qui semble être sous la dépendance directe du muscle ciliaire et peut-être aussi des muscles externes de l'œil.

Lorsque ces modifications, qui permettent à l'œil de maintenir sur la rétine le foyer des objets situés à des distances variées, ne s'opèrent plus, il en résulte des troubles dans la vision ; ces troubles constituent les *maladies de l'accommodation*, qui sont :

1° La *kopiopie* ou *asthénopie* ou *faiblesse de l'accommodation* ;

2° La *myopie* ou *vue basse ;*

3° La *presbytie* ou *vue longue.*

Avant de faire leur étude, nous allons entrer dans quelques considérations nécessaires à l'intelligence des pages suivantes.

Considérations générales. — La distance de la *vision parfaite* d'une vue normale a été fixée à 25 centimètres, et toute personne qui à cette distance voit sans effort et d'une manière bien nette de petits objets, des caractères un peu fins d'imprimerie est dite avoir une vue parfaite. On comprend toutefois que cette distance varie suivant la grosseur des objets et la vue de chacun. Outre cette vue parfaite cependant, l'œil, en vertu de la faculté d'accommodation, perçoit d'une manière distincte dans de certaines limites en-deçà et au-delà de cette distance fixée 22 centimètres. Seulement, dans ces limites la vue est *distincte* au lieu d'être *parfaite*, c'est-à-dire que le sujet voit bien les objets, mais les détails, la couleur manquent de cette netteté

qui constitue la vue parfaite et qui tient à ce qu'
dans ce cas les rayons lumineux sont dispersés sur
la rétine au lieu d'y former exactement leur foyer,
comme cela arrive à la distance que nous avons appelée
distance de la vue parfaite.

Les limites d'une vue parfaite varient entre 10 et 40
centimètres pour des caractères ordinaires d'imprimerie.
Au-delà et en deçà, la vue peut-être distincte, mais
elle n'est plus parfaite. Cette étendue de 10 à 40 centimètres exprime donc le champ de l'accommodation pour
la vue normale. Si les objets sont plus gros ils seront
vus plus nettement de plus loin et le champ d'accommodation sera plus étendu. Chez les myopes, il est
restreint, car ils ne peuvent distinguer les petits objets
qu'à des distances variant de quelques centimètres.
Chez les presbytes, au contraire, il est plus étendu.

Quant aux limites de la vue distincte dans le sens de
l'éloignement, elles dépendent du degré de la sensibilité
de la partie centrale de la rétine et de la parfaite transparence des milieux, ce dont on peut s'assurer en pla-
çant au-devant de l'œil une carte percée d'un petit trou
et en faisant successivement regarder des objets éloignés et rapprochés. Par cette expérience, on annulle
les effets du cristallin, on supprime la faculté d'accommodation et tous les objets placés en face du trou de
la carte forment foyer sur un point de la rétine et
sont vus d'une manière nette et parfaite en tenant
compte cependant de la diminution d'intensité lumineuse qui est due à l'éloignement. Si donc un objet
placé à 50 centimètres, par exemple, est vu trouble et

confus avec l'œil et nettement, au contraire, au moyen de la carte percée, on peut conclure que la sensibilité de la partie centrale de la rétine et la transparence des milieux sont parfaites.

Voyons maintenant comment on peut apprécier les différences individuelles de la faculté d'accommodation, c'est-à-dire le *champ de la vision distincte*.

Pour cela, on place devant l'œil soumis à l'examen une carte percée de deux trous d'épingle, séparés l'un de l'autre par une distance moindre que le diamètre de la pupille et on fait fixer des caractères très-fins d'imprimerie à des distances variées. A 10 centimètres de l'œil par exemple, supposons que l'image se fait en arrière de la rétine ; dès lors les rayons qui passent par les deux trous impressionnent la rétine avant de se couper et la vue doit être *double* ; mais à 25, si les rayons se rencontrent sur la rétine en un même point, la vue doit être simple ; 25 représente donc la limite la plus rapprochée de la vision parfaite ; si l'on éloigne les caractères indéfiniment, l'image restera nette si la vue est parfaite, mais si le pouvoir accommodatif, comme cela arrive ordinairement, a une limite éloignée, à 30, 35 ou 40 centimètres , les deux images reparaîtront.

Cette étendue comprise entre 10 et 40 mesure les limites du pouvoir d'accommodation. Ces limites varient d'ailleurs, elles sont tantôt l'une et l'autre plus rapprochées 5 et 25, tantôt plus éloignées 20 et 50, tantôt enfin très-rapprochées l'une de l'autre 5 et 6, et dans ce cas, il y a paralysie plus ou moins complète du pouvoir accommodatif. La plus grande puissance d'accommodation varie entre 8 et 60.

L'œil le meilleur est celui qui jouit de la plus grande puissance accommodative, d'une sensibilité parfaite de la rétine et d'une transparence complète de ses milieux. Cependant, comme les deux yeux ont une part dans l'acte visuel, une condition nécessaire encore pour la vision parfaite, c'est que les mouvements de convergence pour la vision des objets rapprochés et de divergence pour celle des objets distants, soient en harmonie avec les changements intérieurs dus à l'accommodation. Or, ce degré de convergence des axes optiques qui varie avec la distance des objets, doit, dans la vision parfaite, ne pas avoir d'autres limites que celles du pouvoir accommodatif. Voici comment on évalue la limite de la convergence des deux yeux :

On regarde de 5 centimètres de hauteur une ligne tracée sur un papier blanc horizontalement placé devant les yeux et on s'aperçoit que la ligne noire se bifurque en avant à partir d'un certain point qui est la limite supérieure de la convergence des axes optiques ; or, ce point doit correspondre, si la vue est normale, au point minimum de la vue distincte avec un seul œil, 10 centimètres par exemple. Quant aux limites de la divergence, c'est le parallélisme vers l'infini.

Maintenant que nous connaissons les moyens d'apprécier les vices de l'accommodation et le défaut d'harmonie dans l'action des muscles extrinsèques, étudions successivement les maladies de l'accommodation.

1° ASTHÉNOPIE, KOPIOPIE OU FAIBLESSE DE L'ACCOMMODATION.

Cette maladie, que l'on considérait autrefois comme un commencement d'amaurose, n'est que le résultat d'efforts prolongés de l'accommodation, de l'application trop soutenue des yeux, de lectures et de travaux exécutés à une lumière trop faible ou trop vive et de l'usage de verres de lunettes mal appropriés. Elle se déclare aussi sous l'influence de causes générales débilitantes, telles que des pertes de sang, la lactation prolongée, etc., et toutes les longues maladies qui épuisent l'organisme et affaiblissent l'action du système nerveux.

Elle atteint aussi bien ceux qui ont une vue normale que les myopes et les presbytes. Elle paraît cependant plus fréquente chez ces derniers à la suite des efforts auxquels ils se livrent pour la contemplation des objets rapprochés, comme cela arrive dans les professions de tailleur, cordonnier, graveur, typographe, horloger, peintre, couturière, etc.

Nous distinguerons deux degrès : *l'asthénopie* proprement dite ou 1ᵉʳ degré, et la *paralysie de l'accommodation* ou 2ᵉ degré.

Asthénopie proprement dite ou 1ᵉʳ degré.

La maladie débute par une fatigue des yeux, un trouble de la vue qui se manifeste plus fréquemment le soir que dans la journée. Ces phénomènes persistent quelque temps ; ensuite les malades remarquent qu'après avoir appliqué leurs yeux quelques instants à leur travail, ils sont obligés de fermer les paupières, de suspendre momentanément leurs occupations, et enfin, s'ils veulent persister, ils éprouvent une véritable douleur. Plus tard encore, ce trouble se manifeste dès que les yeux fixent un objet rapproché avec un peu d'attention, enfin il finit par être constant.

Les yeux de ces malades semblent lourds et hébétés, et ils se dirigent vers les objets avec hésitation ce qui a fait même donner le nom d'*hebetudo visûs* à la maladie. Les pupilles sont quelquefois très-mobiles, quelquefois très-paresseuses pour se dilater.

Le *diagnostic* de cette affection est facile, on y arrive par exclusion après s'être assuré que les milieux de l'œil sont transparents, que la rétine est sensible et que les membranes profondes sont saines. On la différencie de l'amblyopie amaurotique ou 1er degré de l'amaurose nerveuse en remarquant que dans celle-ci la faiblaisse et le trouble de la vue sont constants pour les objets volumineux et petits, distants ou rapprochés, tandis que dans la kopiopie le trouble n'apparaît que lorsque les yeux ont déjà fixé des objets rapprochés. Enfin, dans l'amblyopie encore, les objets paraissent plus nets après que le malade les a fixés quelque temps, tandis que c'est le contraire dans la kopiopie.

Le *pronostic* de cette affection est sérieux, surtout si elle remonte à un temps éloigné et si elle reconnaît pour cause une affection du cerveau ou une lésion du nerf de la cinquième paire. Elle entraîne rarement la cécité,

mais elle conduit souvent à la paralysie de l'accomodation dont nous allons dire quelques mots.

Paralysie de l'accommodation ou 2ᵉ degré de la kopiopie.

La paralysie de l'accommodation n'est, pour ainsi
dire, que le degré le plus avancé de la kopiopie. Il y a
paralysie de cette faculté dans le *myosis* ou rétrécissement de la pupille, dans la mydriase ou dilatation de
la pupille et chez les opérés de la cataracte.

On la distingue de la simple faiblesse de l'accommodation, en observant que dans celle-ci les
limites de la vision distincte sont plus rapprochées,
tandis que dans la première les deux limites de la
vision se confondent presque entièrement et que les
objets ne sont vus distinctement que dans un espace
déterminé, particulier, toujours invariable dans sa
position. Ainsi certains malades distinguent bien les
objets rapprochés et ne peuvent les voir à une distance
moyenne ou éloignée, d'autres ne les distinguent qu'à
une distance éloignée, d'autres enfin qu'à une distance
moyenne.

Le pronostic de la paralysie est encore plus sérieux
que celui de la kopiopie.

Traitement. — Dans le *premier degré*, le repos des
yeux, l'interruption du travail, les lotions et les douches d'eau froide; l'air de la campagne, les promenades,
l'exercice de la vision à grande distance, l'usage
de conserves neutres au grand jour, sont les moyens

de traitement que nous employons ordinairement. Nous les secondons par l'usage de verres convexes très-faibles ou mieux de verres prismatiques ou concavo-prismatiques d'un très-faible degré, dont on place l'angle en dedans pour le presbyte et en dehors pour le myope.

Dans le *second degré*, nous employons les mêmes moyens de traitement, seulement nous prescrivons quelques stimulants. Ainsi nous aiguisons l'eau de la douche avec l'alcool camphré, la teinture d'arnica, etc., puis nous employons des frictions excitantes sur les paupières et dans les environs de l'œil, puis enfin l'électricité.

Dans tous les cas, nous adressons à l'état général le traitement que semblent réclamer certaines complications ou certaines maladies générales qui nécessitent ordinairement l'emploi des toniques et des reconstituants.

2° DE LA MYOPIE OU VUE COURTE.

La myopie est un vice de l'accommodation de la vue qui ne permet de voir parfaitement qu'à une distance très-rapprochée, distance moindre que celle qui constitue la vue parfaite. Elle présente une intensité variable suivant les individus, à tel point, que certains myopes ne peuvent voir qu'à deux ou trois centimètres, tandis que d'autres, voient parfaitement à dix ou à quinze. Ces différences établissent les divers degrés de vue basse.

Cet état vicieux de l'accomodation est dû soit à une augmentation du diamètre antéro-postérieur, soit à une trop grande réfringence des milieux, de sorte que dans ces deux cas, l'image des objets éloignés se fait en avant de la rétine et entraîne de la confusion dans les sensations visuelles. Mais lorsqu'on rapproche les objets, la confusion devient moindre, et enfin il y a une distance où l'image se forme même sur la rétine ; là, la vue est distincte.

Cette affection est quelquefois héréditaire et souvent elle est acquise ; parmi les causes qui peuvent la produire, il faut citer, la nécessité de regarder les objets de très-près comme l'exigent certaines professions, celles d'horloger, d'imprimeur, de correcteur, etc., par exemple, l'habitude contractée par quelques écoliers qui se penchent sur leur travail, l'habitation dans des lieux obscurs, les taies de la cornée, la cornée conique, la scléro-choroïdite postérieure, l'hydrophtalmie, les tumeurs intrà-orbitaires qui compriment latéralement le globe oculaire, le strabisme, enfin l'exercice prolongé avec des verres concaves de plus en plus forts comme le font quelques jeunes gens dans le but de s'exempter de la conscription.

La myopie est rare dans les campagnes. Là, en effet, l'homme ne fixe que rarement des objets rapprochés, ses yeux s'étendent presque toujours à de grandes distances ; dans les villes, au contraire, les professions auxquelles on se prépare, nécessitent presque toutes l'exercice visuel à courtes distances ; les jeunes gens lisent, écrivent, dessinent du matin au soir, se servent de loupes très fortes et prennent de bonne heure l'habitude de s'aider de verres concaves mal choisis, mal appropriés qu'ils renouvellent sans cesse, et qui, au lieu de corriger le défaut de leur vue, l'aggravent continuellement.

Les personnes myopes ont en général les yeux gros et saillants ; chez elles, la cornée et la sclérotique sont proéminentes ; elles clignotent facilement, enfin, elles paraissent étrangères à ce qui les entoure, et ne peuvent suivre les regards de ceux avec qui elles s'entretiennent, ce qui donne à leurs yeux et quelquefois à leur physionomie un air hébété.

Pour déterminer si un sujet est myope, il suffit de s'assurer qu'il est forcé pour lire de rapprocher son livre à 3, 5 ou 8 centimètres, et qu'au-delà de 15 à 25 centimètres, il ne peut plus distinguer les caractères. Enfin, dans des conditions pareilles, si un verre concave lui permet de lire à une distance plus considérable, on peut déclarer que l'individu est myope

Une question plus difficile à élucider est celle de décider si la myopie est pure ou bien si elle est compliquée d'une diminution de sensibilité de la rétine, de trouble des milieux, de scléro-choroïdite , d'hypérémie rétinienne, etc.

Dans le premier cas, si la rétine a sa sensibilité normale, en faisant regarder des objets éloignés avec une carte percée d'un petit trou, le malade doit les voir distinctement. Dans tous les autres cas, l'éclairage oblique et l'examen ophthalmoscopique confirmeront le diagnostic.

La *marche* de la myopie est variable ; souvent elle diminue avec l'âge et il arrive fréquemment que des personnes obligées de se servir pendant la première moitié de la vie de verres concaves sont forcées de recourir dans la seconde, à des verres convexes très-faibles. Dans d'autres circonstances, au contraire, au lieu de s'améliorer, elle progresse et dénote alors, à coup sûr, une lésion profonde qui peut, vers l'âge de 50 à 60 ans, entraîner la perte complète de la vue.

Traitement. — Le traitement de la myopie est *palliatif* et *curatif*.

Le *premier* consiste dans l'emploi de verres *bi-concaves* bien appropriés. Nous recommandons toujours de les choisir aussi faibles que possible, à la condition toutefois qu'ils permettent de voir nettement les objets, tels qu'ils sont et dans leurs proportions naturelles. Les verres qui diminuent le volume des corps ne seront jamais employés.

Enfin, les lunettes bi-concaves ne doivent pas être employées pour la vue de près ; elles fatiguent les yeux et les exposent à des congestions profondes ; si la myopie est très développée, nous faisons prendre deux paires de lunettes, les unes très-faibles pour les objets rapprochés, les autres plus fortes pour les objets éloignés, et dans le cas où l'éclat de la lumière fatigue, nous recommandons les verres légèrement neutres.

Les verres bi-concaves à l'usage des myopes sont répartis, en France, en quatre séries numérotées de la manière suivante :

1re série. — Myopie faible.   — 72 60 50 30 20 18 16
2e série. — Myopie forte.   — 15 11 13 12 11 10
3e série. — Myopie très-faible. — 6 8 7 6 5 4 1/2 4
4e série. — Myopie extrême.   — 3 3/4 3 1/2 3 2 3/4 2 1/2 1 3/4 1 1/2 1

Les numéros les plus usités varient entre 12 et 24.

Quand nous sommes consultés par un myope sur le choix des verres qui conviennent à sa vue, nous déterminons par le calcul le numéro qui lui est nécessaire (1), et nous l'engageons à se tenir en-dessus, s'il le peut et à veiller à ce que les verres auxquels il se fixera soient sans défaut, sans stries, sans raies, sans bulles et bien travaillés. En même temps il est nécessaire que la monture tienne solidement, sans causer de pression désagréable, qu'elle soit légère et solide à la fois (2), qu'elle soit proportionnée à la forme de la tête, à celle du nez et que le centre corresponde exactement à l'écartement des pupilles. La forme de l'arcade qui convient le mieux aux myopes et en général aux nez aplatis est la formé en X.

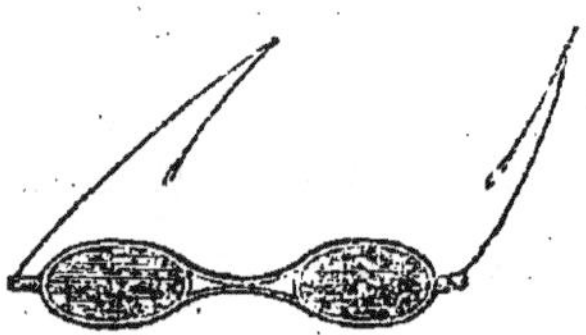

(1) Si le myope lit à l'œil nu à 6 pouces, par exemple (le pouce vaut 3 centimètres), et qu'on veuille lui permettre de lire à 12 pouces, on fait le calcul suivant : on multiplie ces deux nombres l'un par l'autre 6 x 12 = 72 et on divise le produit par la différence 12 — 6 = 6. Le quotient 12 représente en pouces le numéro du verre à employer. Le numéro 12 est la limite qu'il ne faut pas dépasser et on conseille au malade de choisir de 15 à 12 celui qui lui convient le mieux.

(2) Les montures en acier bleu sont préférables.

Le traitement curatif consiste dans l'exercice de la vue à l'aide de *verres bi-concaves* très-faibles. Ce mode de traitement est malheureusement long et demande de la patience, mais il est presque toujours salutaire, aussi nous le recommandons d'une manière très spéciale. Nous donnons au malade un verre concave faible 24, 20, 16, 14 par exemple, et après l'avoir placé contre un mur nous lui faisons lire des caractères gros et nets à une distance de 35 à 40 centimètres. Chaque jour nous lui faisons faire cet exercice en ayant le soin de temps en temps d'éloigner les caractères de 1 à 2 centimètres et ainsi de suite. Peu à peu on prend des verres plus faibles et on arrive ainsi graduellement à corriger la myopie. On seconde ce traitement par le repos des yeux, la contemplation en plein air et sans lunettes des objets éloignés, enfin, par des lotions froides plusieurs fois répétées dans la journée.

Lorsque chez les jeunes sujets les numéros 12, 10 ne suffisent pas, il y a lieu de croire que la myopie est le résultat d'une scléro-choroïdite postérieure; il faut s'en assurer alors par l'examen ophthalmoscopique et le cas étant, condamner les yeux du malade au repos, proscrire les moindres efforts d'accommodation, ordonner des conserves neutres, des purgatifs, quelques évacuations sanguines locales, des lotions froides, des instillations mydriatiques et au besoin un exutoire sur une partie éloignée de l'organe de la vue.

Si la myopie est le résultat d'une taie, d'une cataracte en voie de formation, nous remplaçons les verres bi-concaves par des verres bi-convexes. Il en est de même lorsque la myopie se complique d'un commencement d'insensibilité de la rétine ; les verres bi-convexes améliorent alors presque toujours la vision des objets rapprochés comme celle des objets distants parce qu'ils concentrent davantage la lumière.

3° DE LA PRESBYTIE OU VUE LONGUE.

La presbytie est un état pathologique de l'accomodation, opposé à la myopie. Le presbyte ne voit parfaitement qu'à une distance éloignée. Un livre, par exemple, n'est lu distinctement par un presbyte que lorsque celui-ci allonge le bras qui le supporte à une plus grande distance dans le sens de l'éloignement. Ces différences constituent les divers degrés de presbytie.

La presbytie est due soit à une réfraction trop faible des milieux de l'œil, soit à une diminution du diamètre antéro-postérieur ce qui fait que l'image des objets rapprochés se forme en arrière de la rétine.

Cette affection est quelquefois congénitale ; souvent elle est héréditaire, et on l'observe sutout vers l'âge de 40 à 50 ans ; on la considère alors comme un changement régulier qui se produit dans le globe oculaire sous l'influence des années. Enfin, elle s'établit aussi de 15 à 25 ans sans causes appréciables.

Les signes extérieurs de la presbytie sont encore plus incertains que ceux de la myopie et il n'y a guère que les charlatans qui osent ouvertement se flatter de reconnaître toujours un œil myope et un œil presbyte au premier aspect. Cependant il faut convenir que les presbytes ont généralement les yeux applatis, peu saillants et les pupilles étroites. Les personnes qui les entourent ne s'aperçoivent pas que leurs yeux soient atteints d'aucun vice ; seulement, l'habitude d'écarter les yeux de l'objet qu'ils examinent leur fait contracter celle de renverser la tête en arrière, tandis qu'en général les myopes la penchent en avant.

On diagnostique la presbytie en s'assurant 1° que le malade voit mieux de loin que de près ; 2° que des verres convexes corrigent sa vue ; 3° qu'avec un verre convexe il voit nettement à une plus grande distance qu'un œil normal armé du même verre.

Traitement. — Le traitement de la presbytie consiste dans l'emploi de verres bi-convexes bien choisis.

On les a divisés comme les verres de myopes en quatre séries :

```
1re série.  ( Presbytie.  —  72   60   48   36   30   24   20
2e  série.  ( faible.     —  18   16   15   14   13   12
3e  serie.  ( Presbytie.  —  11   10   9    8    7    6
4e  série.  ( forte       —  4 1/2 4 3 1/2 3 0 3/4 2 1/2 2 1/4 2 1 3/4 1 1/2 1
```
Les n⁰ˢ 36, 30, 24 et 20 sont les plus usités.

Quand nous sommes consulté par un presbyte sur le choix des verres qui conviennent à leur vue, nous en déterminons le numéro par le calcul et nous l'engageons à choisir un verre plus tôt plus faible que plus fort, car les lunettes sont faites pour aider la vue et non pour grossir les objets. En même temps nous lui conseillons de les enlever après le travail et de s'exercer de temps en temps à regarder à distance des objets volumineux, afin de ne pas être obligé, plus tard, d'avoir besoin d'un numéro faible pour voir de loin, ce qui augmente la presbytie et oblige bien vite à prendre un verre plus fort pour la vision raprochée.

Lorsque après avoir porté des verres convexes pendant quelque temps on éprouve de la difficulté pour lire, lorsqu'on se sent obligé d'éloigner les objets pour les mieux distinguer, il convient de choisir un numéro plus fort. Dans les verres convexes, nous ordonnons toujours les verres blancs, à moins qu'il y ait des signes d'irritabilité de la rétine.

Quant aux montures, à la forme de l'arcade, au travail des verres il faut ici, comme dans les verres concaves, veiller à leur bonne confection. Pour les presbytes l'arcade doit être à nez ou à K fig. 17.

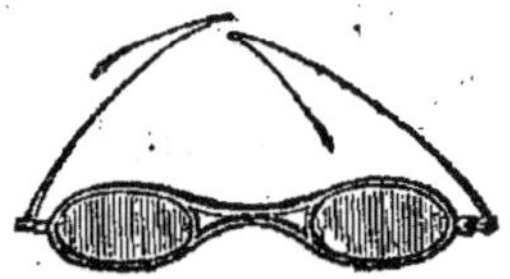

Nous conseillons toujours à nos clients de prendre mesure de lunettes ; de cette façon ils obtiennent des appareils utiles et salutaires, tandis qu'en prenant des lunettes faites d'avance, il arrive quatre fois sur dix qu'ils ont un appareil mal proportionné et souvent nuisible.

CHAPITRE SIXIÈME.

De l'Amaurose.

—

Un oculiste justement célébre de notre époque, a dit dans son traité des maladies des yeux: « Si nous avions suivi notre première inspiration, l'amaurose, qui au point de vue étymologique n'est que la privation de la faculté visuelle, se fut trouvée dans mon ouvrage partout et nulle part. »

En écrivant ces mots, M. Desmarres, a voulu montrer que sous une dénomination aussi générale, on confondait nécessairement une foule d'affections différentes par leur nature, leurs causes et leur manière d'être ; il a voulu indiquer aussi qu'il pressentait qu'un jour où nous aurions des moyens plus puissants d'investigations, nous arriverions à débrouiller la longue et hypothétique histoire de l'amaurose et que nous finirions par en séparer, sous des titres précis, les affections auxquelles, faute d'autre, on avait donné cette dénomination.

Depuis lors, comme toutes les branches de la science auxquelles des intelligences supérieures consacrent leurs efforts et leurs travaux constants, l'oculistique a progressé et la découverte de l'ophthalmoscope est venue couronner une ère de progrès annoncée déjà par d'autres innovations importantes.

Nous pouvons aujourd'hui faire l'étude complète des altérations de la choroïde, de là rétine, de l'humeur vitrée, etc , etc., et ces altérations que l'imagination de chacun avait peut-être soupçonnées , mais dont la forme, l'étendue , le siège, la manière d'être , en un mot, étaient complètement inconnues , nous apparaissent toujours avec l'évidence la plus parfaite ; aussi, nous pouvons remplacer dans bien des cas le mot vague et obscur d'amaurose par ceux de choroïdite, rétinite, scléro-choroïdite atrophique, exsudats , atrophie, apoplexie papillaires , etc... , qui rappellent à l'esprit des états pathologiques toujours identiques, reconnaissant des causes connues , entraînant des effets parfaitement explicables et nécessitant toujours une médication qui en étant rationnelle finira par devenir efficace.

Est-ce à dire, cependant, que le mot d'amaurose (en tant qu'il represente une maladie déterminée) doive être rayée du cadre de la pathologie oculaire ? Nous ne le pensons pas, car, si dans bien des cas l'affaiblissement et la perte de la vue, sont l'expression de lésions pathologiques appréciables par nos moyens d'exploration, nous sommes encore forcé de reconnaître qu'il est des malades chez lesquels la faculté visuelle s'amoindrit, disparaît même , sans que nos instruments nous en fournissent la raison. Ceux-là nous les disons atteints d'amaurose, c'est-à-dire d'une maladie purement fonctionnelle, essentielle s'il nous est permis de nous exprimer ainsi , n'entraînant aucune lésion appréciable des parties intégrantes de l'œil, et ayant sa cause dans un trouble partiel ou général de l'innervation. — Pour nous résumer, en conséquence, nous définirons donc l'amaurose : *la perte plus ou moins complète de la vue due à un trouble nerveux local ou général sans lésion matérielle appréciable des parties qui concourent à l'exercice de la vision.*

Cete affection poursui ordinairement plusieurs périodes. Elle commence souvent par l'affaiblissement de la vue ou amblyopie et se termine, plus tard, par une cécité complète. Dans quelques cas rares et exceptionnels cependant, la cécité arrive d'une manière subite. Pour la clarté de l'exposition nous décrirons trois périodes distinctes. Dans *la première*, les malades sont surtout frappés de l'affaiblissement de leur vue, ils sont obligés pour lire de choisir un très petit jour ; sous l'influence d'une lumière un peu vive, d'une lecture un peu prolongée, d'une fatigue quelconque de l'organe visuel, l'œil semble s'injecter, les larmes sont sécrétées avec plus d'abondance et une pesanteur dans les paupières, ainsi que des douleurs péri-obitaires assez aiguës les forcent à fermer momentanément les yeux. Ces douleurs fréquentes ressenties sous l'action d'une vive lumière sont le résultat de la surexcitation de la rétine et du nerf optique qui conservent encore leur intégrité par suite de l'action irrégulière et pathologique de l'iris. En effet, la rétine qui est alors comme éblouie ne permet pas de distinguer les objets au grand jour et a besoin de la diminution générale de la lumière, c'est-à-dire de la clarté du soir pour exécuter normalement ses fonctions. Ce phénomène porte le nom de *nyctalopie* ou *vue de nuit* En examinant l'œil on ne remarque rien de particulier, si ce n'est que la pupille a peu de mobilité, qu'elle est presque toujours dilatée et que l'iris est mou et tremblottant. Quelquefois la pupille est cependant contractée et irrégulière. Quant aux humeurs de l'œil elles sont transparentes, et les membranes (cornée, choroïde, rétine) conservent leurs caractères anatomiques normaux.

D'autrefois, cette première période que nous venons de voir caractérisée par des symptômes d'irritabilité de la rétine qui pourraient la faire confondre avec une hypérémie de la rétine si l'examen ophthalmoscopique ne soulevait pas tous les doutes, cette période se présente avec des caractères d'insensibilité. Les malades se plaignent alors de ne distinguer clairement les objets que s'ils sont exposés à une vive lumière. Le soir leur vue est presque toujours abolie et la lumière artificielle des bougies ou de la lune ne les éclaire qu'imparfaitement.

Dans ce cas, l'iris, n'exécutant pas ses fonctions de manière à aider celles de la rétine, cette dernière membrane, a besoin pour manifester le peu de sensibilité qu'elle conserve, d'une très-grande quantité de son excitant naturel, c'est-à-dire de lumière. Cet état de la vue porte le nom d'*héméralopie* ou *vue diurne*. Toujours en même temps l'iris est mou et tremblant, la pupille est très-dilatée et il n'existe pas de douleurs. Cette forme de la période initiale de l'amaurose est toujours plus grave que la précédente car le défaut de sensibilité de la rétine indique une disposition ou un commencement de paralysie.

La seconde période est caractérisée par les mêmes symptômes, mais ils sont plus prononcés. Les malades ne peuvent se livrer à aucun travail ; leur vue se trouble à la moindre application ; ils perçoivent des mouches (myodésopsie). Ils ont quelquefois de véritables hallucinations ; un malade racontait que pendant la nuit les murs de sa chambre lui apparaissaient tendus en noir et couverts de squelettes (métamorphosie). D'autres perçoivent des taches noires et fixes (scotomes).

Quelques-uns sont inhabiles à distinguer certaines couleurs, le rouge du vert, le rose du bleu ; d'autres ne peuvent voir que la moitié des objets (hémiopie) ; enfin, il en est qui voient double (diplopie). La démarche de ces malades est embarrassée, leur regard incertain, leur figure calme, impassible, leur tête haute, ils ont soif de lumière pour ainsi dire. Les moyens connus d'investigation ne laissent découvrir aucune espèce de lésion ; les milieux sont transparents, l'iris est sain, la pupille immobile et dilatée, enfin, on ne peut rattacher à rien d'appréciable une diminution aussi notable de la vue. Il y a presque toujours dans cette période *paralysie de la rétine et du nerf optique*.

La troisième période est marquée par une cécité complète. Les symptômes de la précédente s'exagèrent encore et la vue est ordinairement abolie. Cependant il est des malades qui conservent pendant quelque temps la faculté de se conduire et de distinguer les grandes masses des corps, mais cet état ne persiste pas. Il y a alors l'amaurose confirmée. Son pronostic

est grave et elle peut être considérée comme incurable.
Quelquefois si l'attention des malades est tenue en éveil
leurs paupières clignotent comme si elles étaient agi-
tées de mouvements convulsifs. Si, au contraire, l'un
des yeux est seul atteint, il se dévie de sa direction, se
porte en dehors ou en dedans, en haut ou en bas. De là.
des variétés particulières de strabisme.

Dans cette période extrême il y a paralysie simultanée du nerf de la 5ᵉ paire, des ganglions ciliaire et
ophthalmique, de la rétine, du nerf optique, de tout
le système nerveux visuel.

La marche de l'amaurose est subordonnée à une foule
de circonstances inhérentes à la cause qui produit
son développement, aux influences au milieu desquelles
vivent les malades et au mode de traitement qu'on lui
oppose. Quelquefois la maladie marcher apidement, elle
parcourt ses trois périodes en fort peu de temps, sans
que rien puisse l'arrêter; d'autres fois, au contraire, elle
progresse avec lenteur, avec des alternatives de recrudescences et d'améliorations successives; tantôt,
enfin, elle reste stationnaire ou tend à rétrograder,
soit que les causes qui lui ont donné naissance disparaissent, soit qu'un traitement rationnel lui ait été
heureusement opposé.

Le pronostic est toujours grave; à la première période cependant, alors qu'il y a des symptômes d'hypé-
resthésie rétinienne on a de grandes chances de ramener
la vision à ses conditions normales; mais à la seconde,
alors que la paralysie de la rétine et du nerf optique
est évidente, on doit être beaucoup plus circonspect

si l'on a à se prononcer sur l'issue du traitement, car de même que des moyens énergiques opèrent de véritables miracles, souvent aussi les médications les plus appropriées restent sans succès. A la troisième période le pronostic est toujours funeste, on peut affirmer que la cécité est incurable.

Les *causes* de l'amaurose, comme celles des maladies du système nerveux en général sont très-nombreuses et enveloppées, par cela même, d'une profonde obscurité. On la rencontre aussi bien sur les jeunes gens que sur les personnes âgées, sur les femmes comme sur les hommes, sur les constitutions sanguines comme sur les constitutions bilieuses ; cependant on ne peut s'empêcher de reconnaître que les tempéraments nerveux et irritables y sont les plus prédisposés. Cette maladie nous a paru aussi dépendre souvent d'un état général d'épuisement du système nerveux amené par les saignées régulières, les hémorrhagies, la lactation prolongée, l'abus des études dans la jeunesse, les excès vénériens, l'onanisme, la spermatorrhée, les diarrhées colliquatives, les travaux assidus de l'œil à la loupe ou au microscope, chez les joaillers, les horlogers, etc., l'abstinence prolongée et la misère. On sait en effet qu'en 1817 pendant la disette bien des individus affaiblis par les privations perdirent la vue et la recouvrèrent plus tard quand l'abondance fut revenue.

Nous ne devons pas oublier de mentionner encore les causes nombreuses qui, tout en épuisant l'action nerveuse, apportent dans l'économie toute entière un ébranlement violent, une perturbation profonde, comme la fièvre typhoïde, le choléra, l'empoisonnement par les sels de plomb si fréquent chez les peintres, les fabricants de céruse et à la suite de l'usage de boissons frelatées. Au même rang, nous pouvons citer encore, les émotions vives, les chagrins, la frayeur, les convulsions, les crises hystériques, la migraine, etc... Enfin, nous terminerons en signalant qu'on voit l'amaurose se développer aussi à la suite d'une habitation prolongée dans des lieux obscurs, dans un cachot, par exemple, où l'inaction complète des yeux finit par éteindre la sensibilité de la rétine.

La connaissance de ces causes est une des principales indications qui dirige le praticien dans l'emploi des agents médicaux dont il peut disposer. Malheureusement nous sommes forcé de reconnaître que bien souvent on attache une importance beaucoup trop grande à des phénomènes auxquels le développement de l'affection paraît se lier d'une manière évidente et qui ne sont en réalité que de simples coïncidences. Ces quelques considérations laissent entrevoir toute la difficulté du traitement.

Nous savons maintenant ce qu'on doit entendre par amaurose comme entité morbide; nous connaissons ses symptômes, sa marche, les causes qui peuvent lui donner naissance, il nous reste encore à exposer deux points importants de la question, le diagnostic différentiel et le traitement. Ce sont là les parties les plus intéressantes. Nous leur donnerons tout le développement qu'elles comportent.

Diagnostic différentiel. — Comment procédons-nous

pour arriver à reconnaître l'amaurose ? voici notre manière de faire en face d'un malade qui se plaint d'affaiblissement de la vue ou d'une cécité plus ou moins complète. C'est par élimination que nous arrivons au diagnostic.

Nous recherchons d'abord si les troubles de la vision sont dus à une opacité de la cornée, ou bien à une cataracte, ou bien à un glaucôme, ou bien à une affection du corps vitré, telle que le synchysis, des flocons hémorrhagiques, l'état jumenteux, le cysticerque, etc. L'éclairage oblique et l'examen direct de l'œil au grand jour ou à la flamme d'une bougie nous servent pour cette exploration. — Si nos recherches restent sans résultat nous nous enquérons si l'affection n'est pas le fait d'une maladie de l'appareil d'accommodation telle que kopiopie ou faiblesse de la vue, myopie, presbytie, etc. ; nous nous en assurons à l'aide de l'expérience de la carte percée de deux trous (citée plus haut) qui dans le cas de paralysie du pouvoir d'adaptation, montre que les deux limites de la vision distincte sont plus éloignées ou plus rapprochées qu'à l'état normal ; enfin, nous recherchons si c'est la *sensibilité de la rétine* qui est atteinte, ce que nous apprécions à l'aide de la carte percée, pour la partie moyenne et par l'exploration phosphénienne pour les parties périphériques.

Si nous reconnaissons que l'affaiblissement ou la perte de la vue tiennent à une altération dans la sensibilité de la rétine, nous en recherchons les causes, les lésions s'il en existe.

Ici l'interrogatoire du malade peut nous éclairer, mais

ce qui nous facilite le plus, c'est l'ophthalmoscope qui nous aide à découvrir les exsudations, l'apoplexie, l'atrophie de la choroïde, les épanchements, etc.; l'apoplexie, les exsudats, le décollement de la rétine, enfin, les changements de forme et d'étendue de la papille (atrophie, excavations), toutes lésions sur lesquelles nous avons dit déjà quelques mots. Après l'examen ophthalmoscopique, nous avons encore l'exploration de l'étendue du champ visuel décrite page 117, qui complète nos recherches; la diminution de son étendue indique toujours une affection de la rétine (décollement, hémorrhagie, etc.) Les interruptions du champ visuel, au contraire, annoncent plus ordinairement des exsudations granuleuses, une rétinite apoplectique, une opacité du corps vitré qui s'accompagne souvent de l'apparition de mouches mobiles ou volantes.

Enfin nous avons encore l'apparition des *mouches fixes* qui annoncent toujours des affections rétiniennes, choroïdiennes, ou cérébrales. Dans ce dernier cas, l'ophthalmoscope fait découvrir dans le fond de l'œil et dans la papille surtout, des altérations particulières telles que l'anémie, l'atrophie, l'infiltration œdémateuse.

Ces divers moyens d'exploration étant successivement employés, nous éliminons toutes les maladies dont nous ne trouvons pas les caractères, et nous acquérons la conviction que l'affaiblissement ou la perte de la vue sont sous la dépendance soit d'une affection de la rétine, soit d'une affection de la choroïde, soit d'un vice du pouvoir d'accomodation, soit enfin d'une affection cérébrale. Lorsque nous ne trouvons rien, nous sommes sûr

que la maladie est purement nerveuse, essentielle et que
le malade est atteint d'amaurose.

Nous complétons le diagnostic par la recherche des
antécédents, des causes, etc., par l'inspection de la constitution du malade, et nous acquérons de cette façon
toutes les notions nécessaires au traitement.

Traitement. — On a préconisé contre l'amaurose une
foule de médications, les unes destinées à combattre
la nature même du mal et en qnelque sorte considérées
comme spécifiques, les autres dirigées contre le vice
supposé ou reconnu de la constitution du malade et qui
rentrent par conséquent dans les traitements généraux.
Dans tous les cas, Scarpa, à la tête de l'école humorale
dont il fut pour ainsi dire le chef, combattait l'amaurose
qu'elle que fût sa nature et ses symptômes, par les
évacuants, l'émétique surtout qu'il proclame presque
comme spécifique, les laxatifs, les drastiques même
et concuremment il employait des topiques excitants
sur les yeux.

D'autres, imbus d'idées différentes, prescrivaient
d'autres médications également énergiques. Le temps
et l'expérience en ont fait justice. Nous nous abstien-
drons à leur endroit de plus amples commentaires
et nous exposerons de suite les principes qui doivent
diriger l'oculiste dans le traitement de la redoutable
affection dont nous nous occupons.

Supposons donc la maladie à sa *première période*,
dans laquelle il y a tantôt excès de sensibilité de la
rétine, tantôt défaut d'activité, en un mot, commencement de paralysie.

Dans le premier cas, nous commençons le traitement par quelques applications de sangsues derrière les oreilles, ou de ventouses à la nuque, ou bien, à l'instar de M. de Grœfe, nous faisons usage de la sangsue artificielle posée dans la région temporale, le soir, au moment où le malade va se coucher, afin d'éviter les inconvénients de la congestion vasculaire des membranes profondes qui succède à la déplétion des vaisseaux temporaux. Nous reconnaissons à cette méthode d'évacuation sanguine une action spéciale sur les vaisseaux profonds du globe oculaire. En même temps, nous faisons sur les yeux des applications narcotiques, cataplasmes de feuilles de jusquiame, ou bien de persil et de cerfeuil, ou bien des compresses imbibées de la solution suivante :

Acide hydrocyanique médicinal...........	1 gramme.	
Eau distillée............................	150 »	(Mêlez.)

Ou encore des frictions péri-orbitaires avec une pommade contenant :

Extrait d'aconit..........................	2 grammes.	
Extrait de stramonium....................	2 »	
Extrait de jusquiame.....................	4 »	
Axonge...................................	15 »	(Mêlez.)

Concurremment, nous soumettons le malade à l'usage de lotions froides plusieurs fois répétées, et de conserves neutres afin de nous opposer à l'action irritante de la lumière qui, à la suite de ces frictions, pénétre dans l'œil en grande abondance à cause de la dilatation pupillaire.

Quelquefois aussi, nous nous sommes bien trouvé de joindre à ce traitement l'emploi des pilules suivantes :

Poudre de Jalap....................	
Poudre de rhubarbe................	à à 30 centigrammes.
Scammonée.......................	
Elatérium.......................	3 »
Bi-tartrate de potasse.............	
Sulfate de potasse......	à à 2 grammes.
Sirop de cannelle.........	Q. S.

Faites une masse et divisez en 40 pilules dont le malade prend 5 le matin et 5 le soir.

Cette première indication remplie, il reste à stimuler la rétine et à réveiller sa sensibilité nerveuse. C'est aussi l'indication qui domine dans les 2e et 3e périodes et lorsque la maladie se présente d'emblée avec les caractères de la paralysie. Nous nous adressons alors aux moyens suivants graduellement appliqués dans la crainte de produire une excitation trop vive sous l'influence de laquelle les phénomènes d'irritation risqueraient de reparaître. Nous conseillons les frictions sur les tempes et le front avec le mélange suivant :

Teinture de lavande............	10 grammes.	
Teinture d'arnica..........	15 »	(Mêlez.)

Ou bien avec la *teinture de girofle*, la *teinture de cantharides*, le *baume de vie d'Hoffmann*, *l'huile essentielle de menthe*. Quelquefois aussi, nous engageons les malades à laisser flotter devant leurs yeux, pendant la nuit, une compresse fine imbibée de *baume de Fioraventi*.

Après ces premiers topiques, nous recourons aux vaporisations chaudes avec l'infusion de fleurs d'arnica, de romarin, d'espèces aromatiques, et aux applications sur les paupières d'un petit sachet en vieux linge rempli de camphre en poudre arrosé de quelques gouttes d'éther.

Nous conseillons aussi le mélange ci-dessous :

```
Ammoniaque.....................  4 grammes.
Ether sulfurique... .............  4    »
Teinture d'arnica ..............  15   »
```

Mêlez et versez quelques gouttes dans une œillère, afin de soumettre l'œil malade à la vapeur du mélange.

Dans le même cas, le docteur Spitzer, que nous avons déjà cité dans cet ouvrage, ordonne des frictions autour de l'orbite et principalement sur la joue et la paupière inférieure avec une pommade ammoniacale légère, afin que l'œil reste constamment exposé au dégagement de sa vapeur bienfaisante.

Lorsque ces médications restent impuissantes , ou bien qu'on a à traiter un malade amaurotique déjà depuis de longues années, il faut user d'agents médicinaux plus actifs. Nous employons alors les pommades suivantes :

```
Cérat simple. ..................  10 grammes.
Extrait de noix vomique.........  2    »
Strychnine. ...................  15 centigrammes. (Mêlez.)
```

Ou bien :

```
Cérat simple...................  15 grammes.
Vératrine.......... .. .........  2    »
Alcool .......... .............  Q. S.
```

Enfin, nous employons la pommade dite de *Gondret*, formulée comme ci-dessous, afin d'obtenir une préparation homogène et d'un blanc éclatant.

```
Ammoniaque à 28°..............  16 grammes.
Beurre de cacao.................  16   »
Huile d'amandes douces..........  2    »
```

Mêlez et mettez dans un flacon bouché à l'émeri.

Nous l'appliquons ainsi qu'il suit :

Nous découpons un morceau de papier de la gran-

deur d'une pièce d'un ou de deux francs et nous revê-
tons une de ses faces d'une couche légère de cette
pommade. La rondelle de papier étant ainsi préparée,
nous la plaçons sur les paupières, ou sur le front, ou sur
les tempes, et nous la maintenons comprimée pendant 5
à 6 minutes avec la pièce de monnaie qui a servi de
modèle. La vésication est presque immédiate ; il ne nous
reste plus qu'à panser tous les jours la petite plaie ainsi
obtenue avec un paquet d'une pommade stimulante,
telle que celle-ci, par exemple :

Beurre..	30 centigrammes.
Teinture de benjoin	10 gouttes.
Strychnine....................	1 centigrammes.

Mêlez et faites 10 paquets semblables.

Quelquefois nous remplaçons la pommade de Gondret
par des mouches de Milan que nous promenons dans la
région péri-orbitaire et que nous entretenons avec un
morceau de papier *Fayard* saupoudré d'un mélange de
strychnine et de poudre de noix vomique, tel que :

Strychnine....................	2 centigrammes.	
Poudre de noix vomique.........	10 »	(Mêlez.)

Enfin, nous avons encore d'autres adjuvants utiles dans
les sternutatoires qui, par l'ébranlement qu'ils occasionnent, impriment aux globes oculaires une stimulation
énergique. Nous prescrivons dans ce but :

Calomel....................	6 grammes
Sucre	6 »

Ou bien ;

Bétoine....................		
Marjolaine.		
Muguet....................	}	à à parties égales.
Ellébore blanc...............		
Azarum....................		

Faites une poudre grossière.

Ou encore :

Vératrine. . . . .   50 centigrammes.
Poudre de Saint-Ange. . . . .   4 grammes.
Sucre candi.   15   »   (Mêlez.)

Et :

Turbith minéral . . . .   1 gramme.
Poudre de réglisse.   20   »   (Mêlez.)

Le malade prend sept, huit, dix prises par jour.

Pour terminer avec la multitude des moyens appliqués à l'amaurose et préconisés tour à tour, nous signalerons encore l'*électricité*, à laquelle on doit des cures vraiment merveilleuses.

L'appareil *électro-galvanique* le plus commode pour cet usage est l'appareil portatif de Gaiffe. On s'en sert de la manière suivante :

On applique sur les paupières fermées, la petite éponge imbibée d'eau salée qui est annexée à l'extrémité des conducteurs et on place l'autre conducteur sur le front, les tempes, les sourcils, les paupières, partout en un mot, où viennent se ramifier les branches frontales, sourcilières, temporales et sous-orbitaires de la cinquième paire.

Nous proportionnons en général autant qu'il nous est possible l'action galvanique au degré d'irritabilité du sujet ; la longueur des séances pendant lesquelles les malades peuvent rester soumis à l'action du courant varie par conséquent pour chaque individu. Il faut surtout observer la plus grande réserve dans les commencements du traitement. Dans bien des circonstances, quelques secondes suffisent, tandis que plus tard le même malade peut supporter avec avantage une séance de cinq, dix, quinze minutes, maximum qu'il ne faut pas dépasser.

Dans l'emploi de ce moyen, comme dans tous, d'ailleurs, il faut de l'habitude pour pouvoir apprécier exactement les effets produits et ne pas dépasser le degré d'excitation qu'il est utile de déterminer Il ne faut jamais que le malade éprouve de la douleur. Il ne doit ressentir qu'un léger fourmillement. C'est sans doute à la mauvaise administration de cet agent si puissant et si énergique qu'on doit de ne pas avoir toujours obtenu les résultats qu'on était en droit d'en attendre.

Nous renouvelons les séances de deux en deux jours et au bout de vingt jours, nous sommes basés sur l'efficacité de ce moyen de traitement.

Enfin, nous devons ajouter qu'on a cherché à exciter la rétine par l'exercice et par son stimulant le plus naturel, la lumière ; on se sert pour cela de verres de nature particulière. Ces verres sont plano-convexes ou bi-convexes, à moins que les sujets soient myopes, cas dans lequel on se sert, pour exercer l'œil, de verres concaves de moins en moins forts. On donne au malade le verre qui est le plus en rapport avec l'état de ses facultés visuelles, et on le fait s'exercer chaque jour, pendant quelques heures, jusqu'à ce que les yeux commencent à se fatiguer. Quinze jours après, on lui donne des verres d'un quart ou d'un demi pouce de foyer de moins, avec lesquels il se livre au même exercice, et quand il est parvenu à distinguer avec netteté les caractères qu'on a pris pour base de traitement,

on change encore le verre et ainsi de suite. Du n° 3 1/4
au n° 5, nous n'augmentons que d'un quart de pouce
chaque fois ; de 5 à 9, d'un demi pouce ; de 9 à 12, d'un
pouce ; de 12 à 24, de deux pouces ; de 24 à 36, de trois
pouces. Cette méthode est celle de Schlésinger ; nous
l'avons complètement adoptée dans le traitement de
l'amaurose. Mais de même qu'elle rend des services,
il est incontestable qu'elle est très-dangereuse, dans
les cas où l'affaiblissement de la vue dépend d'une
irritation ou d'une congestion de la rétine. Aussi
que de victimes de l'ignorance des empiriques ou
marchands de lunettes qui promènent leur charla-
tanisme de ville en ville en se déguisant sous le nom
d'oculiste.

Ce moyen thérapeutique réclame donc tous les soins
du médecin et une grande patience de la part du
malade.

Voyons maintenant le traitement général :

L'importance des indications générales, nous l'avons
déjà dit, est aussi grande que celle des indications
locales. Elles s'adressent à la cause supposée ou connue
de la maladie. Admettons donc que par un interrogatoire
complet et par un examen minutieux, nous soyons
arrivé à la source même de l'affection, nous nous efforçons de faire cesser l'action de ces causes ; si nous attri-
buons la maladie à des pertes de sang abondantes,
à une lactation trop prolongée, à des excès vénériens,
nous nous adressons aux préparations toniques et
reconstituantes, aux ferrugineux, par exemple, et pour

éviter une surexcitation nerveuse qui pourrait nuire dans la première période de la maladie, nous associons le fer à des calmants. Nous le donnons sous la forme suivante :

Extrait de ciguë	4	grammes.
Serqui-oxide de fer	8	»
Teinture de colombo	30	»
Sirop de tolu	40	»
Huile de menthe	40	gouttes.
Eau simple	50	grammes. (Mêlez.)

Une cuillerée à café le soir et le matin.

Si les digestions sont pénibles, nous y associons la pepsine et la gentiane.

Fer réduit	2	grammes.
Pepsine	2	»
Extrait de jusquiame	5	»

Mêlez. — Pour 100 pilules. — 2 à 4 par jour.

Nous combinons souvent aussi l'ergotiné et le fer ; ces préparations nous ont rendu de véritables services et nous ne saurions trop engager les praticiens à y recourir.

Enfin, nous avons associé également avec avantage le sulfate de quinine et le phosphate de fer et de manganèse, sous forme de pilules :

Phosphate de fer	4	gramme.
Phosphate de manganèse	4	»
Cannelle en poudre	4	»
Sulfate de quinine	3	»
Sirop simple	Q. S.	

Pour 100 pilules. — 2 à 4 par jour.

Les bains froids, les bains sulfureux sont des adjuvants utiles de ce traitement. Nous les prescrivons chaque fois que rien ne s'y oppose.

Lorsque l'amaurose est survenue à la suite du choléra, de fièvres graves, etc., si les toniques ne suffisent pas, nous administrons les stimulants. La préparation suivante, par exemple :

Extrait de noix vomique............	2 grammes.
Teinture de rhubarbe..............	20　　»
Sirop de cannelle.................	20　　»
Eau simple...........	50　　»

Mêlez. — 20 gouttes 2 fois par jour dans une infusion de menthe.

Ou bien :

Ether phosphoré................	180 grammes.
Teinture de coloquinte.............	4　　»
Extrait d'arnica.................	8　　»
Extrait de noix vomique..........	50 centigrammes.

10 gouttes. — 3 fois par jour.

Ou bien, nous prescrivons le sirop de sulfate de strychnine à la dose de 20 à 40 grammes par jour.

Enfin, nous administrons les préparations d'arnica et de pulsatille.

1°

Extrait d'arnica..................	4 grammes.
Poudre d'arnica..................	8　　»
Poudre de cannelle..............	4　　»
Sirop simple...................	Q. S.

Pour 60 pilules. — 2 par jour.

2°

Extrait d'arnica........	3 grammes.
Extrait de pulsatille...............	2　　»
Calomel......................	4　　»

80 pilules. — 2 par jour.

3°

Extrait de pulsatille noire.........	8 grammes.
Poudre de gentiane.............	4　　»
Sirop...................	Q. S.

80 pilules. — 2 par jour.

Ou bien le *rhus toxicodendron* de la manière suivante :

> Extrait de rhus.................. 50 centigrammes.
> Sucre......................... 5 grammes.
> Mêlez et divisez en 20 paquets dont oe prend 2 par jour pour commencer et peu à peu on arrive à 10 paquets par jour.

Nous faisons en même temps pratiquer des frictions dans la région temporale avec :

> Extrait de rhus................. 2 grammes.
> Extrait d'arnica................. 2   »
> Axonge...................... 13   »   (Mêlez.)

Si l'amaurose est sous la dépendance de l'hystérie, de crises épileptiformes, d'un état névropathique général, nous associons les anti-spasmodiques aux toniques. Par exemple, en cas de chorée, ou de crises épileptiques, avec anémie générale, nous formulons :

> Hydrocyanate de fer............ 1 gramme.
> Extrait de valériane 4   »
> 30 pilules. — 3 par jour avec trois verres de décoction de fougère mâle.

Ou bien :

> Valérianate de zinc.............. 4 grammes.
> Lactate de fer.................. 3   »
> Extrait de jusquiame............ 2   »
> Extrait de valériane............ Q. S.
> 120 pilules. — 4 à 5 paz jour.

Dans des cas d'hystérie, nous prescrivons :

> Camphre...................... 12 grammes.
> Assa-fétida.................... 12   »
> Extrait thébaïque 1   »
> Extrait de valériane............ 4   »
> Sirop simple................... Q. S
> 120 pilules. — 6 par jour.

Dans le cas enfin où l'amaurose est sous la dépendance d'un empoisonnement par les sels de plomb, nous appliquons les divers traitements dont l'efficacité a été constatée par l'expérience, la limonade sulfurique, par exemple, composée de 4 grammes d'eau de Rabel pour 500 grammes d'eau et suffisante quantité de sucre; nous alternons avec le sulfate de soude, ou bien nous employons les opiacés à hautes doses.

Dans la troisième période, c'est-à-dire dans l'amaurose confirmée ou invétérée, le traitement est le même, mais il reste presque toujours sans succès. La cécité est incurable.

FIN.

TABLE DES MATIÈRES.

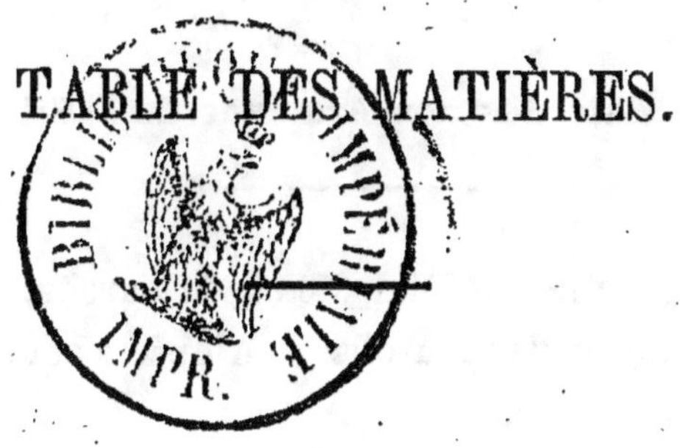

PREMIÈRE PARTIE.

—

Anatomie et Physiologie.

DEUXIÈME PARTIE.

—

Maladies des Annexes de l'Œil.

TROISIÈME PARTIE.

Maladies du globe oculaire.

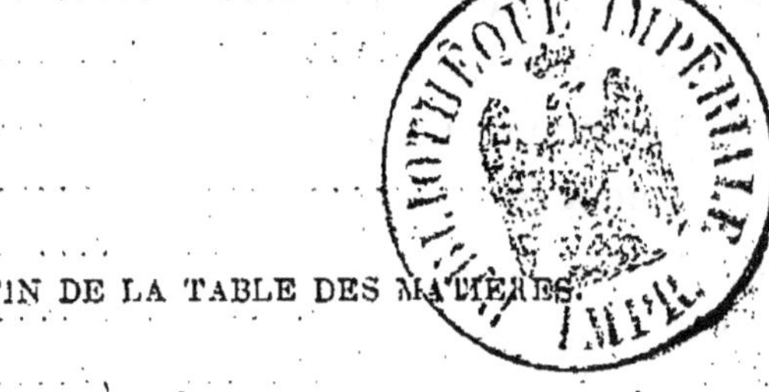

FIN DE LA TABLE DES MATIÈRES.

Explication de la Planche 1.

—

Fig. 1. — Exsudats rétiniens masquant en partie quelques vaisseaux de la rétine.

Fig. 2. — Macération pigmentaire ; choroïdite atrophique.

Fig. 3. — Aspect normal de la rétine.

Fig. 4. — Exsudats blanchâtres de la choroïde entourés de pigment. Au devant d'eux on voit les vaisseaux de la rétine. — En bas, taches noires pigmentaires.

Fig. 5. — Hypérémie de la rétine et de la papille.

Planche

Figure 1

Figure 2

Figure 3

Figure 4

Figure 5

Chromolith. V.ve M.lle Olive

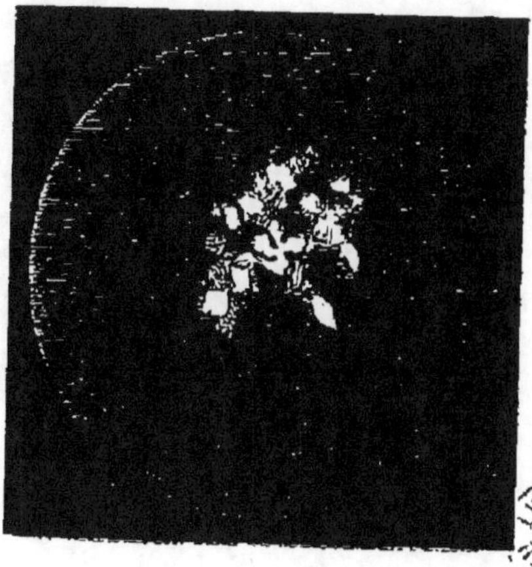

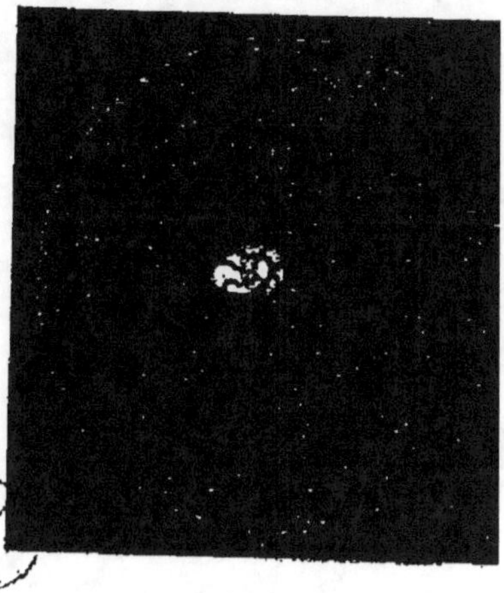

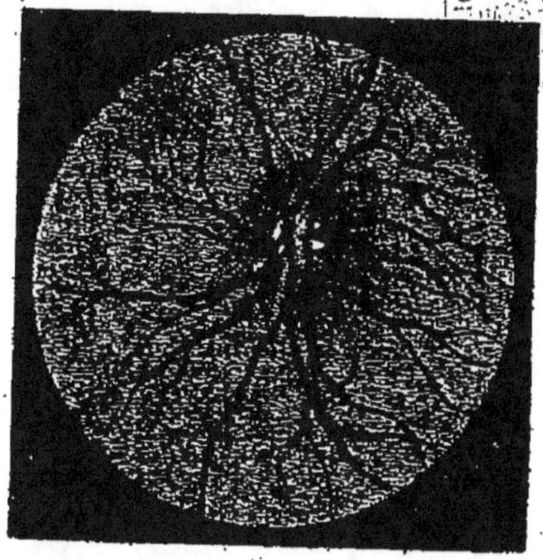

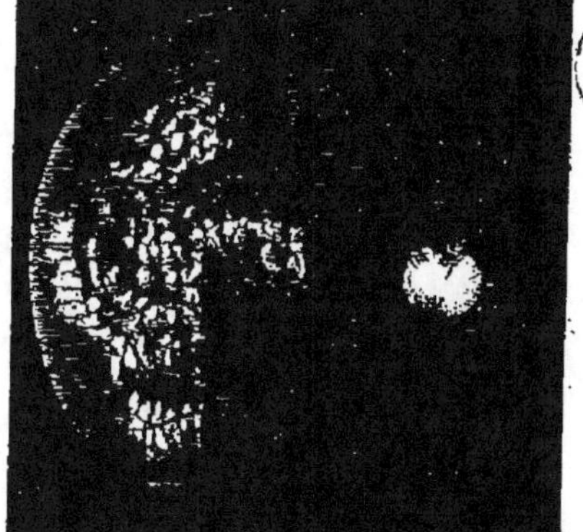

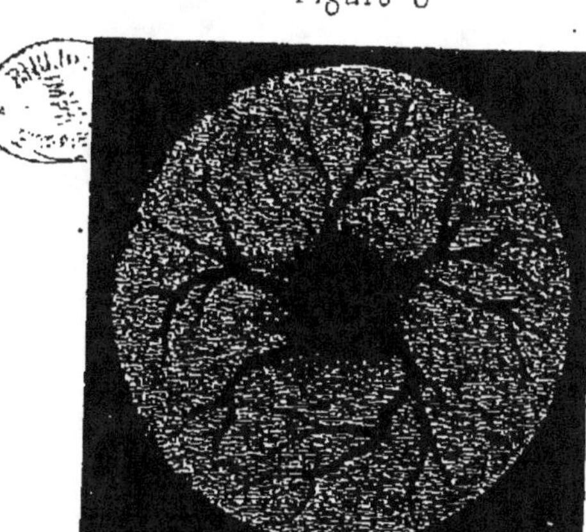

Explication de la Planche 2.

—

Fig. 1. — Application de l'Ophthalmoscope à la découverte des lésions de l'appareil cristallinien. Début d'une cataracte à trois branches. Dépôts pigmentaires à la circonférence; stries opaques annonçant le début d'une cataracte.

Fig. 2. — Seconde période de la scléro-choroïdite postérieure.

Fig. 3. — Période plus avancée du staphylôme postérieur ; la plaque blanc-grisâtre qui entoure la papille occupe presque tout le fond de l'œil ; elle est limitée par des dépôts de pigment ; à gauche est une tache blanche qui annonce la disparition en ce point de la substance pigmentaire ; au-dessous se trouvent deux autres taches dépourvues de pigment, mais à une période moins avancée.

Fig. 4. — Rétinite albuminurique. Taches hémorrhagiques le long des vaisseaux ; dépôts graisseux, etc.

Fig. 5. — Décollement de la rétine. En bas de la figure on voit la portion décollée de la rétine. Dans la partie moyenne, sont représentés des corps flottants du corps vitré.

Figure 1

Figure 2

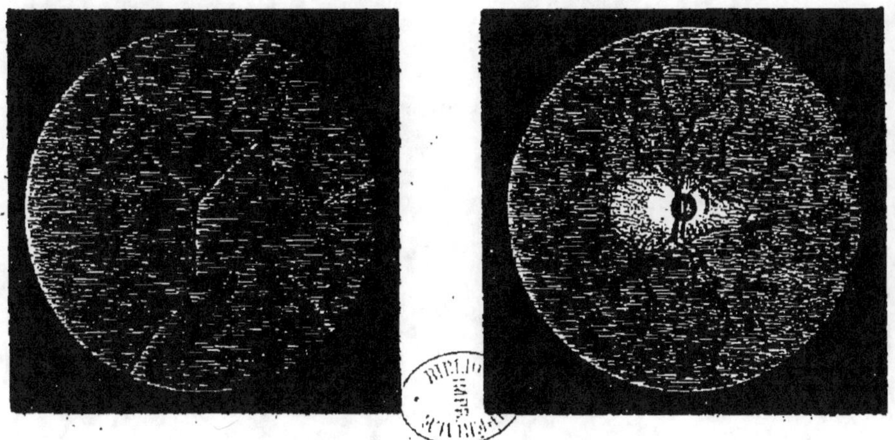

Figure 3

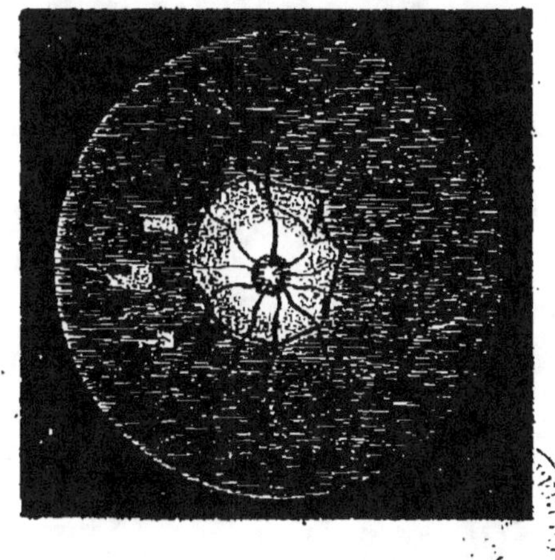

Figure 4

Figure 5

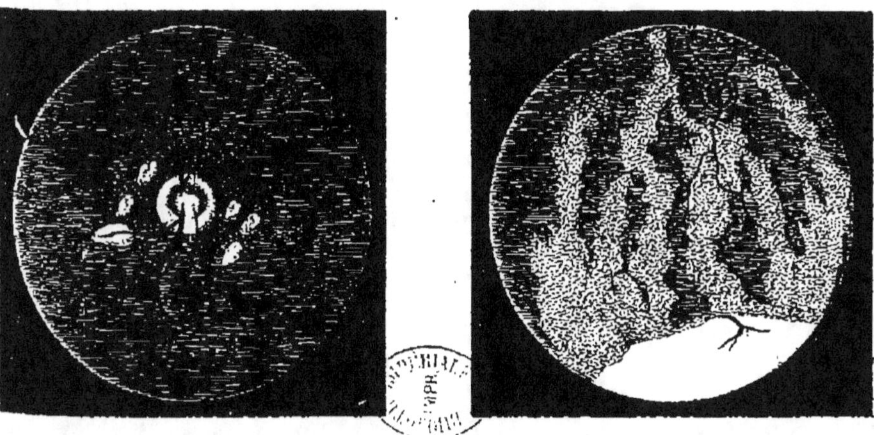